T0132844

Kohlhammer

Die Herausgeberin

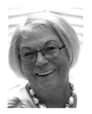

Friedhilde Bartels, Gesundheits-und Krankenpflegerin, Präsidentin der Deutschen Fachgesellschaft für Aktivierend-therapeutische Pflege (DGATP) e. V., ehemalige Pflegedienstleiterin der Medizinisch-Geriatrischen Klinik, Albertinen-Krankenhaus/Albertinen-Haus gGmbH.

Friedhilde Bartels

Aktivierend-therapeutische Pflege in der Geriatrie

Band 2: Praktische Umsetzung

Auf Initiative des Bundesverbandes
Geriatrie e. V.

BUNDESVERBAND
GERIATRIE

Verlag W. Kohlhammer

Piktogramme

 Merke   Definition   Fallbeispiel

1. Auflage 2019

Alle Rechte vorbehalten
© W. Kohlhammer GmbH, Stuttgart
Gesamtherstellung: W. Kohlhammer GmbH, Stuttgart

Print:
ISBN 978-3-17-029112-6

E-Book-Formate:
pdf: ISBN 978-3-17-029113-3
epub: ISBN 978-3-17-029114-0
mobi: ISBN 978-3-17-029115-7

Geleitwort

Der Wert der Pflege als eigenständiger Beruf zeigt sich besonders in der Geriatrie. Die Pioniere dieser immer noch jungen Disziplin betonten von Anfang an den Wert der Teamarbeit und im Besonderen den Stellenwert der Pflege. Dies galt von Anfang an für den Bereich der Altenhilfe und die erst spärlich vorhandenen geriatrischen Krankenhausabteilungen. Lange bevor es den Mediziner als Geriater gab, wurde der Beruf der Altenpflege eingeführt. Meine Lehrer in der Schweiz Jucker und Steinmann prägten dafür in den 70er Jahren den Begriff »Aktivierende Pflege«.

Seither hat sich vieles getan. Aus einer kleinen Zahl geriatrischer Kliniken, die 1993 die Bundesarbeitsgemeinschaft der klinisch-geriatrischen Einrichtungen auf Initiative des Bundesministeriums für Arbeit und Sozialordnung mit 19 Mitgliedern gründeten, wurde der heutige Bundesverband Geriatrie, der mehrere 100 Einrichtungen zählt.

Da geriatrische Inhalte in den pflegerischen Ausbildungen kaum vorhanden waren wurden Fort- und Weiterbildungskonzepte an neu entstandenen geriatrischen Akademien vermittelt. Im Albertinen-Haus in Hamburg wurde die Weiterbildung zur »Fachkrankenschwester für Klinische Geriatrie und Rehabilitation« eingeführt.

Das Bobath-Konzept, das primär von Physiotherapeuten und Ergotherapeuten angewandt wurde, erwies sich dabei auch als gute Grundlage für die Weiterbildung der Pflegekräfte in der Geriatrie.

Die Bobaths, die in den 80er-Jahren auch wieder mit Kursen in Deutschland begannen, betonten von Anfang an, dass ihr Konzept ein 24-Stunden-Konzept sei und wiesen auf die große Verantwortung der Pflege hin.

Die Pflege prägt das Milieu eines Hauses, sie hat es in der Hand durch Erkennung von Ressourcen, das Potenzial eines Patienten zu fördern und somit therapeutisch einzugreifen. Unser Leben – ein Bobath-Satz – ist Reaktion auf äußere Reize. Diese Reize müssen fachgerecht vermittelt werden. Pathologisches ist zu hemmen, Gesundes zu bahnen.

Dieses Vorgehen verlangt ein spezielles Wissen und nicht zuletzt einen Stellenplan, der Aktivierend-therapeutische Pflege auch zulässt.

Dank der BIKA® mit eigenen Pflegekursen bilden sich die Pflegenden im Bobath-Konzept heute selbständig weiter. Dank der Deutschen Fachgesellschaft für Aktivierend-therapeutische Pflege (DGATP e. V.) ist die Pflege des geriatrischen Patienten heute zu einem spezialisierten selbständigen Arbeitsfeld geworden, das dem alten und behinderten Patienten hilft, wieder unabhängig zu werden.

1 Einleitung und Einführung in das Thema der Aktivierend-therapeutischen Pflege in der Geriatrie (ATP-G)

Friedhilde Bartels und Anke Wittrich

Mit zunehmendem Alter wird die Erhaltung der individuellen Gesundheit bestimmend für die Lebensqualität. Insgesamt stellt das Altern der Gesellschaft neue Herausforderungen, und dies nicht nur in Hinsicht der Finanzierung der Sozialversicherungssysteme, sondern auch hinsichtlich der Rahmenbedingungen für ein erfolgreiches und produktives Altern sowie der Betreuung und Pflege von Hochaltrigen.

2015 ging man davon aus, dass bis zum Jahr 2060 ca. 33 % der Bevölkerung in Deutschland älter als 65 Jahre sein werden. Die durchschnittliche Lebenserwartung wird dann für Frauen bei 88,8 und für Männer bei 84,8 Jahren liegen (vgl. Langejürgen 2015). Infolge des Flüchtlingszustroms könnte davon ausgegangen werden, dass dies eine große Auswirkung auf die Altersstruktur der Bevölkerung haben wird. Laut Pressemitteilung des Statistischen Bundesamts hat »[die] aktuelle hohe Zuwanderung […] nur sehr eingeschränkte Auswirkungen auf die langfristige Bevölkerungsentwicklung. Sie schlägt sich vor allem im kurzfristigen Anstieg der Bevölkerungszahl nieder. Die Alterung der Gesellschaft, wie oben beschrieben, verzögert sich lediglich« (Statistisches Bundesamt 2016).

Somit ist in den kommenden Jahrzehnten aufgrund der Zunahme der durchschnittlichen Lebenserwartung dennoch mit einer deutlichen Alterung der Bevölkerung zu rechnen.

Im Vergleich zu jüngeren Teilen der Bevölkerung ist der Ressourcenverbrauch im Gesundheitswesen bei alten und hochaltrigen Patienten sehr deutlich erhöht.

Dies wird die Gesellschaft zukünftig aus ökonomischer Sicht zum einen vor das Problem des fehlenden bzw. knappen pflegenden Personals stellen, zum anderen werden die Kosten zur Erhaltung und Wiederherstellung von Gesundheit stark ansteigen. Übertragen auf die Gesundheitskosten, die infolge sturzbedingter Verletzungen bei Personen über 65 Jahren auftreten, würde dies eine knappe halbe Milliarde Euro an Mehrkosten bedeuten.[1] Ab dem 1.1.2019 gilt die Personaluntergrenzenverordnung (PpUGV) auch in der Geriatrie. Diese regelt die maximale Anzahl von Patienten pro Pflegekraft. Diese darf während der Tagesschicht 10 und während der Nachtschicht 20 Patienten pro Pflegekraft betragen.

---

[1] Ausgehend von einem Wachstum der Bevölkerungsgruppe der 65-Jährigen und Älteren um 44 % bis zum Jahr 2050.

1.1 Älterer Mensch und geriatrischer Patient

Ein höheres Lebensalter ist mit physiologischen Veränderungen des alternden Organismus verbunden. So kommt es beispielsweise zu Veränderungen der Anteile von Muskelmasse, Körperfett und Wasser, zu Einschränkungen von Nieren- und Leberfunktion und zu Veränderungen der Abwehrleistung. Dies bedingt u. a. Auswirkungen auf Stoffwechselprozesse oder Arzneimittelwirkungen. Diese Prozesse bedeuten ein erhöhtes Risiko insbesondere des Hochaltrigen, Fähigkeitsstörungen mit dem weitergehenden Risiko einer sozialen Beeinträchtigung zu erleiden. Dies ist typisch für den geriatrischen Patienten. Große Herausforderungen werden dabei an die richtige Bestimmung und Zuordnung der Symptome gestellt (vgl. Frühwald 2007; von Renteln-Kruse 2009).

Durch altersbedingte Funktionseinschränkungen, begrenzte Kompensations- und Anpassungsfähigkeit und der damit einhergehenden erhöhten körperlichen, kognitiven und emotionalen Instabilität sind geriatrische Patienten bei Neuerkrankungen akut gefährdet, Komplikationen oder Folgeerkrankungen zu erleiden, ihre Alltagskompetenz zu verlieren und dauerhaft pflegebedürftig zu werden. Frailty wird dieses typisch geriatrische Syndrom bezeichnet, welches auf der Multimorbidität gekoppelt mit Hinfälligkeit, Pflegeabhängigkeit oder dem Verlust alltagsrelevanter Funktionen beruht (vgl. Steinhagen-Thiessen et al. 2003).

Der geriatrische Patient trägt demnach eine Vielzahl von Risikofaktoren in sich, da ein gleichzeitiges Nebeneinander von physiologischen Alterungsprozessen, behandelbaren Erkrankungen und schon vorhandenen körperlichen Behinderungen bestehen kann (vgl. Frühwald 2007). Um geriatrische Patienten adäquat »versorgen« zu können, ist ein spezifisches Behandlungskonzept umzusetzen, welches sich nach den individuellen Bedarfen dieser Patienten richtet (vgl. Meier-Baumgartner et al. 1998).

Die erforderliche medizinische Betreuung der geriatrischen Patienten orientiert sich stets an der individuellen Erkrankungs- und Lebenssituation. Somit ist das Ziel des geriatrischen Behandlungskonzeptes, die Patienten bei der Aufrechterhaltung oder Wiedererlangung der größtmöglichen Selbstständigkeit in einem weitgehend selbstbestimmten Alltag aktivierendtherapeutisch zu unterstützen. Die Geriatrie stellt eine Verzahnung von kurativen und rehabilitativen Maßnahmen dar (vgl. Lübke 2005).

1.2 Ganzheitliche Betreuung und Versorgung notwendig

Um das Behandlungskonzept in der Geriatrischen Versorgung erfolgreich umsetzen zu können, bedarf es einer ganzheitlichen Betreuung und Versorgung dieser Patienten innerhalb eines flächendeckenden und abgestuften Versorgungsangebots. Unabhängig davon, ob es sich um eine ambulante geriatrische, akut-geriatrische, frührehabilitative oder geriatrisch-rehabilitative Versorgung handelt, ist die prozessorientierte multiprofessionelle Zusammenarbeit verschiedener medizinischer Fachberufe in einem geriatrischen Team unter ärztlicher Leitung erforderlich. In diesem Team arbeiten u. a. speziell ausgebildete Ärzte, Pflegekräfte, (Neuro-)Psychologen, Ergotherapeuten, Physiotherapeuten, Logopäden, aber auch Sozialarbeiter und Seelsorger zusammen. Einen wesentlichen Bestandteil des multiprofessionellen geriatrischen Teams bilden die Pflegekräfte – überwiegend examinierte Gesundheits- und Krankenpfleger sowie Altenpfleger mit geriatriespezifischen Kenntnissen (Loos et al. 2001). Diese geriatriespezifischen Kenntnisse schließen die Aktivierend-therapeutische Pflege (ATP-G) als Grundsatz der geriatrischen Pflege ein.

Die Maßnahmen der Aktivierend-therapeutischen Pflege in der Geriatrie sind unabdingbarer Bestandteil und Grundlage des individuellen Behandlungs- und (Früh-)Rehabilitationskonzepts, da durch diese eine Vielzahl von Patienten erst in die Lage versetzt wird, weitergehende Therapieangebote erfahren und wahrnehmen zu können.

Frühere Ansätze in der Geriatrie befassten sich hauptsächlich mit der Kompensation, dem Ausgleich oder dem Ersatz von auftretenden Defiziten im Alter (vgl. Wedler 1999).

Die Versorgungsstrukturen in der Geriatrie entwickelten sich durch das in Kraft treten der Gesundheitsreform 1989, in der es hieß: »Rehabilitation vor Pflege« immer weiter. Dadurch sind in den Bundesländern verschiedene geriatrische Konzepte entstanden (vgl. Jamour 2008).

Die Aktivierend-therapeutische Pflege in der Geriatrie stellt nicht nur ein Konzept der Hilfe zur Selbsthilfe dar, sondern setzt sich gleichzeitig auch in Bereichen wie der Sekundärprävention fort. Der Patient erhält eine umfassende Beratung und Anleitung im Umgang mit Erkrankungen, Risikofaktoren sowie Hinweise zur Vermeidung von Komplikationen. Die Einbeziehung der Angehörigen ist in diesem Zusammenhang von großer Bedeutung. So können Angehörige bspw. die Möglichkeit erhalten, an aktivierend-therapeutischen Leistungen der Pflege teilzunehmen. Patientenschulungen spielen auch in den Bereichen der Pneumonie-, Thrombose- und Dekubitusprophylaxe eine wichtige Rolle (vgl. von dem Knesebeck et al. 2006; Nüchtern 2005).

In berufsgruppenübergreifenden Besprechungen werden die Effizienz der verschiedenen Therapiemaßnahmen abgesprochen, überprüft und gegebenenfalls modifiziert (vgl. Schulz et al. 2008).

2 Allgemeine, für alle drei Handlungs- und Pflegeschwerpunkte relevante Themen

2.1 Bedeutungen von Ressourcen im Rahmen der Aktivierend-therapeutischen Pflege in der Geriatrie

Susette Schumann

Der Ansatz der Pflege in der Aktivierend-therapeutischen Pflege in der Geriatrie baut auf der Identifikation von Ressourcen auf, um sie während der Frührehabilitation oder des Rehabilitationsprozesses systematisch zu fördern. Sie werden gezielt zu Kompetenzen umgewandelt. Die Erlangung oder Wiedererlangung von Kompetenzen sind das Ergebnis eines Aushandlungs-/ eines Motivationsprozesses zwischen geriatrischem Patient und Pflegenden, an dessen Ende die Erreichung des individuellen Rehabilitationsziels steht.

2.1.1 Ressourcen: eine Begriffserklärung

Etymologisch stammt der Begriff Ressource aus der französischen Sprache und bedeutet sich erholen, sich erheben, aufstehen. Seine Bedeutung kann auch vom lateinischen resurgere, im Sinne von wiedererstehen, sich wiederaufrichten, abgeleitet werden.

Übertragen auf geriatrische Patienten sind unter Ressourcen das Repertoire von Fähigkeiten und Fertigkeiten, im Sinne von Kompetenzen sowie ihre individuellen Stärken, zu verstehen. Unter Kompetenzen werden dabei auch der Umgang mit der Bewältigung neuer Aufgaben, das Erreichen individueller Ziele, der Umgang mit Verlusten und die Bewältigung von Neuem und das Wiedererlangen von Lebensaufgaben verstanden.

2.1.2 Ressourcen: Lokalisation und Wechselwirkungen

Eine Systematisierung der unterschiedlichen Ressourcenarten ist notwendig. Dabei bildet eine Kategorie von Ressourcen ihre Lokalisation ab und eine zweite die Zusammenhänge ihrer Wechselwirkungen miteinander.

Es kann zwischen internen und externen Ressourcen unterschieden werden. Während die internen Ressourcen personenbezogene Merkmale beschreiben, z. B. Alter, Geschlecht, Persönlichkeit, Gesundheit, Kognition,

Motivation, Bewältigungsstrategien, bezeichnen externe Ressourcen äußere Bedingungen, wie unter anderem Einkommen, Wohnbedingungen oder zur Verfügung stehende Hilfsmittel.

Die wechselseitigen Zusammenhänge zwischen internen und externen Ressourcen werden beim geriatrischen Patienten besonders im Bereich der sozialen Beziehungen deutlich. Die Gestaltung sozialer Netzwerke hängt in großem Maße von den persönlichen Eigenschaften des Patienten ab, z. B. von seiner Kontaktfreudigkeit, seiner Beziehungsfähigkeit. Zugleich bedarf es aber auch eines Lebensumfeldes als externe Ressource, welches soziale Kontakte leicht ermöglicht und fördert (▶ Abb. 2.1).

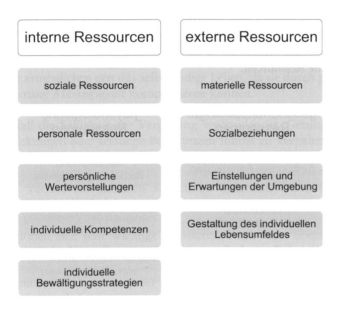

Abb. 2.1:
Interne und externe Ressourcen

Unter sozialen Ressourcen wird z. B. die familiäre oder gesellschaftliche Rolle verstanden. Sie hängt eng zusammen mit soziodemographischen Daten wie Familienstand, Alter und Geschlecht. Die personalen Ressourcen beschreiben z. B. Gesundheitszustand, Intelligenz. Persönliche Wertevorstellungen und Normen, wie z. B. konfessionelle Bindung, ermöglichen das Verständnis von persönlicher Sinngebung. Individuelle Kompetenzen zielen auf die aktuellen Fähigkeiten und Fertigkeiten z. B. im Rahmen der Alltagsgestaltung ab. Individuelle Bewältigungsstrategien sind bewährte Herangehensweisen an Probleme wie z. B. der Umgang mit Stresssituationen, die sich im Laufe des Lebens des geriatrischen Patienten bewährt haben.

Im Bereich der externen Ressourcen existieren materielle Ressourcen in Form von Einkommen aber auch Hilfsmitteln. Unter Sozialbeziehungen sind quantitative und qualitative soziale, insbesondere familiäre Kontakte, zu verstehen. Einstellungen und Erwartungen des persönlichen Umfeldes untermauern die persönliche Zielsetzung, z. B. familiäre Verpflichtung für ältere Menschen als Großeltern. Die Gestaltung des unmittelbaren Lebens-

Definition

Die Grundprinzipien

Die Grundprinzipien sind die Förderung der Eigenaktivität, die Verbesserung der Haltungskontrolle, sowie die Förderung der Körperwahrnehmung (Eigenwahrnehmung) des Patienten.

Das zentrale Nervensystem (ZNS) ist lebenslang lernfähig (Neuroplastizität). Durch die Plastizität ist es in der Lage sich nach akuten Traumata zu regenerieren. Inwieweit die motorische Regeneration stattfinden kann, ist abhängig von der Bewegungsqualität, die der Patient nach einer Schädigung erlebt. Ausschließlich aktiv-therapeutische Bewegungen fördern den Erhalt von Muskel- sowie Nervenzellen. Passive Bewegungen oder die Übernahme von Pflegemaßnahmen reduzieren die Muskeln (vgl. (vgl. Brodal 2001; Bennewitz u. Routtenberg 1997). Durch Inaktivität kommt es zum Abbau von Muskulatur (Atrophie). Muskulatur wird zum einen schwach und zum anderen, werden Muskeln, die in verkürzter Position über längere Zeit gehalten werden, kürzer, »sie schrumpfen« (Kontraktur) (vgl. Goldspink u. Williams1990; Bennewitz u. Routtenberg 1997). Die Einbeziehung des Patienten in den Genesungsprozess ist deswegen unabdingbar. Selbst kleinste aktivierend-therapeutische Bewegungen, die zusammen mit dem Patienten gestaltet werden, haben Auswirkungen auf das Muskel- und Nervensystem.

Das Zentrale Nervensystem (ZNS) kann nicht zwischen »guten und schlechten« Bewegungen unterscheiden. Es passt sich der Bewegungsqualität an, die ihm vorgegeben wird. Bei zu schnellen, nicht nachvollziehbaren passiven Bewegungen wird mit »sich festmachen, sich verankern« reagiert. Die Folgen sind Steifigkeit, Spastizität oder biomechanische Fehlbelastungen. Im Hinblick auf die Selbständigkeit und Lernfähigkeit des Patienten ist dies hinderlich.

2.2.2 Die Förderung der Eigenaktivität

Therapeutisch an der Aktivierend-therapeutischen Pflege ist, Fähigkeiten und Fertigkeiten des Patienten zu erkennen, mit dem klaren Ziel die Alltagskompetenzen zu fördern oder zu erhalten.

Die Analyse und Einschätzung des Patienten ist Voraussetzung für die zielorientierte interdisziplinäre Arbeit. Wie viel und welche Art der Unterstützung benötigt der Patient. Wie weit können seine Bewegungserfahrung, seine Ideen und Strategien in den Entscheidungsprozess einbezogen werden (Partizipation).

Das Ziel, durch Beratung sowie Anleitung in der Aktivierend-therapeutischen Pflege in der Geriatrie ist es, den Patienten in seine baldige Selbständigkeit zu führen. Seine Eigenaktivitäten so zu fördern und zu unterstützen, sodass er seinen Alltag immer eigenständiger gestalten und bewältigen kann. Im Rahmen von ATP-G lenkt und leitet die Pflegende mit Beratung, Anleitung und Führung, den Patienten in seinem Rehabilitationsprozess. Dieses Leiten geschieht im Dialog, verbal und taktil.

In dem folgenden Beispiel, wird genauer auf die Förderung der Eigenaktivität eingegangen. Anhand einer schlechten und einer guten Positionierung werden die Prinzipien für ATP-G mit dem Ziel der größtmöglichen Partizipation dargestellt.

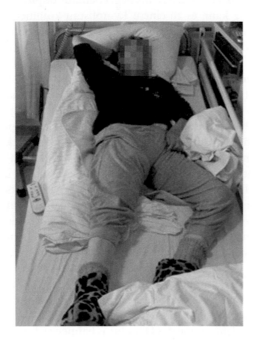

Abb. 2.4:
Patientin in unpassender Seitenlage

Die Patientin liegt in einer für sie unpassenden Seitenlage (▶ Abb. 2.4). Die scheinbar große Unterstützungsfläche (Auflagefläche) ist nicht im stabilisierenden Kontakt mit ihrem Körper. Die Patientin kann so die Unterstützungsfläche nicht als Widerlager für Bewegung nutzen. Das linke Bein ist nach außen abgekippt und führt zu einer Hohlkreuzbildung, welche die Patientin mit Streckung des rechten Beines quittiert, um sich besser halten zu können. Mit der rechten Hand versucht sie ihren Kopf zu stabilisieren. Ihr ZNS ist damit beschäftigt, sich in der Liegeposition zu »halten«. Die Rechenleistung die das ZNS für diese Haltearbeit benötigt, ist für andere Leistungen wie z. B. lesen, nicht mehr frei. Die Patientin versucht am Geschehen im Zimmer teilzunehmen. Die visuelle Ausrichtung, kann sie nur unter großer Anstrengung und auch nur kurzweilig halten. Eigene Bewegungen sind in dieser Position kaum oder nur mit sehr großer Anstrengung zu erreichen und lassen die Patientin schnell ermüden. Sie kann sich nur unter massiver Anstrengung minimale »Freiräume« schaffen, um eine kurzzeitige Aktivität hervorzubringen.

In der oben abgebildeten Position ist die Patientin hochgradig für Sekundärschäden gefährdet. Der linke Arm – ihr mehr betroffener Arm – liegt in einer nicht physiologischen Stellung. Der Oberarm ist nach innen rotiert, bei einer Bewegung des Rumpfes nach links, drohen Einklemmungen in der Gelenkkapsel oder des umliegenden Gewebes. Diese Mikrotraumen können summiert zu einer hoch akut schmerzhaften »Schulter« führen. Durch ein nicht korrektes Handling der Schulter bzw. des Oberarmes, werden bleibende chronische Schmerzen verursacht.

Das Handgelenk des linken Arms liegt ebenfalls unphysiologisch. Durch diese Fehlstellung kann es zu einem Lymphstau kommen. Ödeme verursachen eine schlechte Sensorik. Ein Negieren der betroffenen Seite wird verstärkt. Impulse werden von der Patientin nicht gespürt, die Erarbeitung von Halte- und Greiffunktion erschwert. Hier hat eine Veränderung der Position zur Vermeidung von Sekundärschäden zu erfolgen.

Ein Blick auf die unteren Extremitäten zeigt, dass in dieser unpassenden Seitenlage, die linke Hüfte sich nicht in ihrer physiologischen Stellung befindet (Malalignement). Durch die mangelnde Muskelspannung ist der Oberschenkel in der Hüfte weit nach außen gedreht. Das Becken liegt schwer auf den nicht mehr zentrierten Hüftkopf. Wird das Bein in dieser Position bewegt, kommt es zum aneinander reiben der Knochen im Hüftgelenk. Entzündliche Mikrotraumen im Gelenk sind die Folge, verursachen Schmerzen und können chronifizieren und werden demnach zu Sekundärschäden.

Dadurch, dass die Patientin die angebotene Auflagefläche, nicht nutzen kann, sondern mit ihrer rechten Seite Spannung aufbaut, um sich zu halten, bzw. zu stabilisieren, besteht die Gefahr von Muskelverkrampfungen die Steifigkeit nach sich zieht. Auch die Entstehung von Sekundärschäden, wie Spastik oder Kontrakturen können hier ihre Ursache haben. Das Lernen und Wiedergewinnen normaler Bewegungsmuster wird durch diese nicht korrigierte Liegeposition behindert.

Sekundärschäden, wie die des Dekubitus bahnen sich an, da die Patientin nur wenige Punkte der angebotenen Auflagefläche nutzt, und so nur punktuell Gewicht auf die Matratze bringt. Die hochgradigen Gefahrenstellen für einen Dekubitus sind der linke Außenknöchel, die rechte Ferse und der Hinterkopf. Eine Spitzfußprophylaxe ist und kann in dieser Positionierung ebenfalls nicht berücksichtig werden.

Abb. 2.5:
Patientin in angepasster Seitenlage

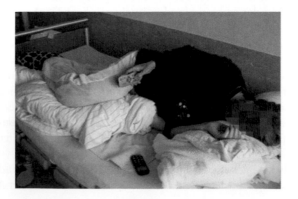

Hier (▸ Abb. 2.5) ist die Patientin in eine für sie angepasste Seitenlage positioniert worden. Die Grundlagen der normalen Bewegung (Basis des Bobath-Konzeptes) sind berücksichtig. Die Körperabschnitte (Schlüsselpunkte) sind in physiologischer Stellung zueinander geordnet. Die Patientin ist durch Material, wie Kissen, Handtücher usw. so stabilisiert, dass sie die angebotene Auflagefläche (Unterstützungsfläche) nutzen kann. Der Körper ist nicht mehr damit beschäftigt sich zu halten, sondern kann handeln und partizipieren. Der Muskeltonus kann sich regulieren.

Sie hat in dieser Position Möglichkeiten, ihre Eigenaktivität für die Gestaltung ihres Alltags zu nutzen. In dieser angepassten Seitenlage kann sie an den Ereignissen im Zimmer teilhaben oder wie hier auf dem Bild sichtbar, das Fernsehprogramm eigenständig wählen und aufmerksam verfolgen. Sie ist durch den regulierten Muskeltonus entspannt und kann ihre Eigenaktivität gezielt und ökonomisch einsetzen.

2.2.3 Die Verbesserung der Haltungskontrolle zur verbesserten Eigenwahrnehmung

Eine Pflegekraft hat Bewegungsmuster zu erkennen, die der Patient sich im Rahmen seiner Krankheit angeeignet hat, die aber nicht zu den natürlichen Bewegungsabläufen gehören, bzw. ihn in »Sackgassen« und Abhängigkeiten und damit in die Pflegebedürftigkeit führen. Hier gilt es Angebote der »normalen« und leichteren Bewegungsabläufe zu machen und den Patienten dabei zu unterstützen, wieder leichtere Bewegungsabläufe zu erfahren. Diese Erfahrungen sind mit dem Patienten zu reflektieren und zu trainieren. Dies geschieht im engen Austausch mit den Bezugstherapeuten des interdisziplinären Teams.

Hat der Patient in seinem Genesungsverlauf gelernt, seine Handlungen zu reflektieren und diese seinen gesundheitsfördernden Aspekten anzupassen, kann er zunehmend selbst Verantwortung für sich und seine Gesundheit übernehmen. Sekundärschäden können durch seine Reflektion vermieden werden.

Bleiben wir beim Beispiel dieser Patientin um weitere Aspekte der Aktivierend-therapeutisch Pflege in der Geriatrie darzustellen:

Auf dem Bild (▸ Abb. 2.6) sitzt die Patientin in einem Rollstuhl. Obwohl eine Decke im Rücken angebracht wurde, ist dies dennoch keine passende Sitzposition für sie. Auf dem Bild wird deutlich, dass sie den Oberkörper kaum aufrichten kann. Ihre Haltungskontrolle ist unzureichend. Der mehrbetroffene Arm mit einer Hemiparese hängt herunter und zieht den nach vorne gebeugten Oberkörper auch noch seitlich in eine Schieflage. Die Gefahr orthopädischer Verletzungen (Schulter, Wirbelsäule...) ist gegeben. Die Füße berühren zwar den Boden, können aber in der aktuellen Position keine unterstützende Funktion übernehmen.

Hier ist keine eigenständige Reflektion über den Körper möglich, da alle Konzentration in dem Versuch den Oberkörper zu halten und ihrem Ziel, der Nahrungsaufnahme, gewidmet ist.

Professionelle Interventionen aller Berufsgruppen des interdisziplinären Teams sind gefordert, Sekundärschäden zu vermeiden. Die Berufsgruppe der Pflegenden, arbeitet im 24-Stunden-Konzept und verbringt den größten Anteil an Zeit mit dem Patienten. Professionelle Beobachtung und Umgang durch fortgebildete Pflegende sind für eine effektive Rehabilitation Voraussetzung.

2.2.5 Interdisziplinäre Zusammenarbeit

Interdisziplinäre Zusammenarbeit kann nur funktionieren, wenn alle Berufsgruppen in ihrer Profession auf der Basis des gleichen Konzeptes therapeutisch arbeiten können. Durch das interdisziplinäre therapeutische Bobath-Konzept kann ein gemeinsames realistisches Ziel mit dem Patienten erarbeitet und erreicht werden. Dies bedeutet über den gemeinsamen Zeitraum ein ressourcen- und zielorientiertes Arbeiten, das nach kurzer Zeit eine Zeitersparnis des Handlings für den Patienten und den beteiligten Berufsgruppen mit sich bringt. Allerdings gelingt dies nur, wenn alle Berufsgruppen auf Augenhöhe miteinander in den fachlichen Austausch gehen, sich mit dem nötigen Respekt begegnen und alle entsprechend im gleichen Konzept geschult sind und danach arbeiten.

2.2.6 Angehörige/Zugehörige einbeziehen

Auf dem Weg zur Eigenständigkeit sind die Angehörigen eine wichtige Säule. Verstehen die Angehörige, welche möglichen unterschiedlichen Aspekte der Behandlung Sinn machen? Sie sind von Ihnen mitzutragen. Häufig wirken und unterstützen sie stark motivierend den Patienten. Nehmen sie schon erreichte Ziele wahr, können sie dies dem Patienten rückmelden und sich gemeinsam mit ihm darüber freuen. Die Pflegende muss zwei weitere Aspekte im Blick haben: zum einen, die Befähigung des Patienten fördern, selbst Verantwortung für seine Erkrankung und sein Handeln zu übernehmen und zum anderen bedarf es einer Anleitung der Angehörigen. Diese sind in Pflege und Alltagsprozesse einzubinden, damit der Patient mit seinen Angehörigen erworbenes Wissen gemeinsam umsetzen kann.

2.2.7 Therapeutisch bedeutet, Fachwissen und Fachkompetenz einsetzen

Grundlagen der Aktivierend-therapeutische Pflege in der Geriatrie sind die Fähigkeiten und Kompetenzen, die eine Pflegekraft durch Schulungen und Berufserfahrungen in diesem speziellen Bereich erworben hat. Nur wer durch sein Fachwissen weiß, was er am Patienten tut, kann sich von starren Pflegehandlungen lösen und sie durch patientenindividuelle angepasste pflegerische Handlungen austauschen. Die Kunst ist es, dem Patienten so viel Unterstützung zu geben, wie er benötigt. Im richtigen Moment die Hände wegzunehmen, erfordert viel Erfahrung. Das richtige Einschätzen von Situationen und das variable Auswählen der passenden Handlung und Hilfestellung erfordert eine große Kompetenz der Pflegenden.

Dieses Fachwissen wird benötigt für das Wiedererlangen der Selbsthilfekompetenz und der Alltagskompetenz des Patienten, denn Patienten lernen durch das Abrufen von Eigenaktivierung im Rahmen sinnmachender für sie relevanter Handlungen. Daher ist es so wichtig, Patienten eigenständig ihre Handlungen ausführen zu lassen, oder sie dabei zu fazilitieren (BIKA® 2016). Zusammenfassend bedeutet das:

> So viel Hilfe wie nötig, so wenig wie möglich und das mit größtmöglicher Fachkompetenz!

Merke

Durch die Fachkompetenz kann die Pflegekraft, eine Patientenanalyse, insbesondere auf Handlungs- und Bewegungsebene durchführen, Ressourcen des Patienten erkennen und ein realistisches Ziel mit dem Patienten und dem interdisziplinären Team im Sinne des Patienten setzen. Die Verantwortung, sich diese Fachkompetenz anzueignen, um sie im Alltag gewissenhaft durchzuführen, liegt bei der Pflegekraft. Sie hat täglich die Möglichkeiten Aspekte in ihrer Arbeit zu verändern, ihr Wissen zu nutzen und auszubauen, den Patienten und die Angehörigen in die bestmögliche Selbständigkeit zu begleiten. Der Zeitfaktor spielt hier eine erhebliche Rolle. Es ist wichtig, sich für die Patienten SMARTE Ziele zu setzen, an denen gearbeitet wird (▶ Kap. 6.4.1).

Voraussetzung ist die Unterstützung durch Vorgesetzte, die in der Verantwortung stehen, die Umsetzung von ATP-G zu ermöglichen und Rahmbedingungen zu schaffen. Die Kompetenzerweiterung der Mitarbeiter zu fördern und die Möglichkeit der Umsetzung zu bieten, ist entscheidend für die Umsetzung der Aktivierend-therapeutischen Pflege.

Literatur

Bennewitz; Routtenberg (1997): Gap 43: an intrinsic determinant of neuronal development and plasticitiy. Trends in Neuroscience 20 S. 84–98
BIKA® (2016): Bobath-Initiative für Kranken- und Altenpflege, http://www.bika.¬ de/start.html (Abruf: 28.03.2018)
Brodal, P. (2001): Sentralnervesysteme. 3rd ed. Universitetsvorlaget
Goldspink; Williams (1990): Use of intermittent stretch in the prevention of serial sarcomere loss in immobilised muscle, In: Annals of the Rheumatic Diseases 1990; 49: 316–317

Handlings durch die Pflegende im Vordergrund. Wiederkehrende Praxis-begleitungen im Stationsalltag haben sich bewährt bei der Implementierung der ATP-G.

> »Die Hände der Betreuenden müssen ein Gefühl von Bewegung und Haltung vermitteln.
> (Bobath 1991, S. 14)

Literatur

Ärztezeitschrift, 01/2013, Springer Verlag

Bobath, B.; Bobath, K. (1991): Zum Gedenken, Vereinigung der Bobath Therapeuten Deutschlands, April 1991

Friedhoff, M.; Schieberle, D. (2014): Praxis des Bobath-Konzepts, 3. Auflg., Georg Thieme Verlag, Stuttgart

Grete, J. (2000): International Bobath Instruktors Training Association, Video, Konstanz Eigenverlag Jürgen Grete

Stiller, B. (2012): Zum Leistungs- und Erfolgsverständnis von Krankenpflegenden in Gesundheitsberufe im Wandel, 95. Auflg., Mabuse-Verlag, Frankfurt a. M.

3 Drei Handlungs- und Pflegeschwerpunkte

In Band I werden ausführlich die drei Handlungs-und Pflegeschwerpunkte

- Aspekte der Beziehungsarbeit,
- Bewegung und
- Selbstversorgung mit den Unterpunkten:
  - Körperpflege
  - Kleiden
  - Nahrungs-/Flüssigkeitsaufnahme mit und ohne Kau- und Schluckstörungen und
  - Ausscheidungen

vorgestellt (vgl. Bartels/Eckardt//Wittrich 2019). Die folgenden Unterkapitel erklären und/oder erläutern einzelne Aspekte und geben einige Beispiele dieser Handlungs- und Pflegeschwerpunkte.

3.1 Handlungs- und Pflegeschwerpunkt: Aspekte der Beziehungsarbeit

Friedhilde Bartels

»Wichtigste Grundlage geriatrischen Handelns ist die Menschenwürde. Die Würde gilt bis zum Tod und sie kann nicht durch Krankheit verloren gehen, auch und besonders nicht durch Demenz [...]«
»Die Spannung, Positives bei jedem Patienten zu suchen und zu fördern, Vergänglichkeit, Krankheit und Behinderung zu akzeptieren, aber nur so weit wie wir sie nicht beheben können und schließlich auch das Ende zu akzeptieren. Dies ist für mich die ganz besondere Motivation meines Berufs.«
Prof. Dr. Hans-Peter Meier-Baumgartner, Hamburg, 2005

3.1.1 Und denken wir daran: Wir sind die »Alten« von morgen!

Große Bedeutung für den Erfolg des interdisziplinären Teams und somit auch für die Aktivierend-therapeutische Pflege hat die Beachtung der inne-

- Patienten und auch Pflegende zeigen die Bereitschaft sich gegenseitig in ihrer Andersartigkeit anzunehmen.
- Patienten und auch Pflegende setzen Vertrauen in ihre eigenen Fähigkeiten und Fertigkeiten.

3.1.4 Beziehungsarbeit

Ziel der Beziehungsarbeit durch die Pflegenden ist eine Verbesserung der Beziehungsfähigkeit des Patienten innerhalb seines jeweiligen sozialen Rahmens, eine größere Durchlässigkeit und Lebendigkeit seiner Beziehung zu sich selbst, zu den Menschen in seinem Umfeld, auch im Krankenhaus, und möglicherweise zu seinen Angehörigen.

Um Beziehungsarbeit ausführen zu können, ist es notwendig sich die Pflegenden sowie die Pflegesituation in den geriatrischen Einrichtungen anzusehen.

Pflegende in den geriatrischen Pflegesituationen

»Wie ist Ihre Arbeit in der Geriatrie für Sie im Allgemeinen?« wurden Pflegende in einer geriatrischen Klinik gefragt. Die Ergebnisse hat Herr Dr. Utsch von der Uniklinik Lüneburg bewertet. Grün hat er als positive und rote Darstellungen als negative Aussagen interpretiert (▶ Abb. 3.1). Die Befragung fand im Jahr 2007 statt. Mittlerweile hat die Arbeitsbelastung zugenommen. Dies bedeutet, dass Pflegende immer weniger Zeit für die Zuwendung zum Patienten und für die Pflegeinterventionen haben. Sie müssen Methoden und Möglichkeiten einer schnellen Einschätzung des Gegenübers kennen und anwenden können. Dabei machen Sie sich bitte immer wieder klar: dass dieses kurze Einschätzen, nur ein kleiner Bruchteil dessen ist, was diesen Menschen ausmacht! Das bedeutet, dass die Pflegenden offen sein müssen für weitere neue Erkenntnisse.

Pflegende in der Geriatrie, die nicht ausschließlich die Medizinorientierung im Blick haben, sondern den Menschen in seiner Ganzheitlichkeit beachten, also nicht nur den kranken Menschen, sondern ebenso die gesunden Anteile, die soziale Teilhabe inklusive der selbstbestimmten Entscheidungsfähigkeit des Patienten und auch die eventuelle Pflegebedürftigkeit, haben sehr viel zu leisten!

Wir handeln unter anderem professionell, wenn wir wertschätzend mit dem Patienten, unseren Kollegen und mit uns selbst umgehen. Pflegende, die sich bewusst für die Geriatrie entschieden haben, haben Freude an körperbezogener Arbeit und eine besondere Liebe zum alten Menschen.

Ebenso ist ihnen nichts Menschliches fremd, sie fühlen sich in lange, fremde Lebensgeschichten ein und entwickeln Verständnis dafür. Der »Kümmerer« auch für sich selber zu sein, ist die Voraussetzung für die Arbeit am und mit den Patienten.

Pflegerisches Handeln ist immer als Interaktion mit dem geriatrischen Patienten zu sehen. Pflegende unterstützen und pflegen Menschen in allen

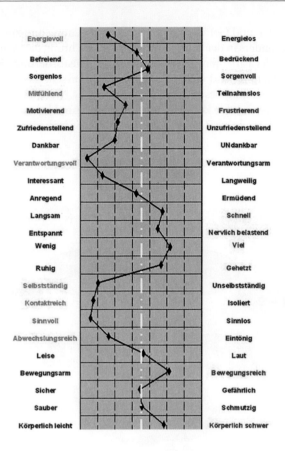

Abb. 3.1:
Mitarbeiterbefragung
im Rahmen von Quiero,
vgl. Utsch (2010)

Lebenslagen der vorherrschenden augenblicklichen Patientensituation. Dabei stellen sie den geriatrischen Patienten und auch den Menschen mit Demenz in den Mittelpunkt der pflegerischen Tätigkeiten. Das heißt, keine Pflegeinteraktionen ohne bestehende Beziehung und anschließender Beziehungsarbeit.

Gefühle

Die Ursachen von Gefühlen liegen in den menschlichen Bedürfnissen. Gefühle in uns werden durch andere Menschen in uns ausgelöst, nicht verursacht.

Unsere Grundbedürfnisse begründen sich durch die vier Grundgefühle Ärger, Trauer, Freude und Angst (▶ Abb. 3.2).

Wenn wir uns ärgern, wünschen wir uns Veränderung. Trauer fordert Trost usw. Unsere Gefühle haben großen Einfluss auf unser Leben, unser Handeln und Denken. Deshalb ist es wichtig, dass man die eigenen Gefühle nicht nur achtsam wahrnehmen, sondern auch konstruktiv mit ihnen umgehen kann. In jungen und gesunden Jahren haben Menschen die Fähigkeit aus eigener Kraft mit schmerzhaften Gefühlen und Problemen mehr oder weniger umzugehen. Und trotzdem kommt zum Ausdruck, dass die negativen Gedanken und Gefühle uns zur schlechten Laune und zur Gereiztheit bringen. Besonders in der heutigen Zeit der Verdichtung der Arbeit und den Ansprüchen der Patienten, ist es eine große Herausforderung als Pflegende die eigenen Gefühle und Gedanken so zu beeinflussen, dass die guten Gefühle den Pflegealltag bestimmen.

Denn unsere Gefühle können uns runterziehen und bremsen. Sie können uns aber auch wichtige Zeichen geben, uns motivieren oder beruhigen.

Abb. 3.2:
Gefühle und Bedürfnisse des Menschen

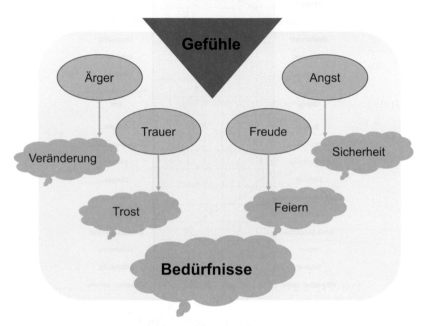

Wie wir unsere Gefühle gezielt und sinnvoll für uns nutzen können, haben wir selbst in der Hand!

Merke

Wie die eigenen Gefühle in die Beziehung zum Patienten eingebracht werden und versucht wird, den geriatrischen Patienten zu verstehen, ist für einen gewinnbringenden Umgang sowohl für Patient als auch für die Pflegenden sehr wichtig.

Nur wie machen wir das, eine Gefühlsregulation im Umgang mit dem geriatrischen Patienten?

Dazu sind als nächstes die Situationen der geriatrischen Patienten und ihren Angehörigen/Zugehörigen zu betrachten. Welchen Belastungen sind sie ausgesetzt?

Situation der geriatrischen Patienten

Geriatrische Patienten kommen oft akutkrank aus ihren Alltagssituationen in ein Krankenhaus. Sie können sich nicht mehr so schnell auf neue

Situationen einstellen und haben auch bedingt durch ihr Lebensalter bereits Einschränkungen. Sie haben Angst, weil sie nicht wissen, ob sie z. B. wieder nach Hause kommen oder haben praktisch-organisatorische Fragen. Die Angst vor sozialer Isolation und die Sorge um evtl. pflegebedürftige Angehörige können sie trotz Krankheit nicht ablegen. Die körperlichen Krankheiten und ihre Belastungen haben Auswirkungen auf die Psyche und verstärken die Angst. Angst birgt immer die Sorge oder den Hilferuf nach dem Bedürfnis Sicherheit (► Abb. 3.2). Die Patienten fühlen sich hilflos, weil sie unsicher sind und »sich ausgeliefert fühlen«. Auch die Trauer um einen evtl. bevorstehenden Verlust der Teilhabe an dem gesellschaftlichen Leben, Lebensbilanz und existenzielle Fragen verstärken eine veränderte Gefühlswelt des Patienten.

Situation von Angehörigen/Zugehörigen

Auch die nächsten Angehörigen, der Partner, die Kinder die evtl. den jetzigen Patienten zu Hause bereits pflegten, haben ähnliche Ängste und Sorgen. Bei ihnen sind das »Gefühl des Nicht-helfen-Könnens«, also die Hilflosigkeit, und die Sorge um eine eventuelle Notwendigkeit des Loslassens besonders ausgeprägt.

Sowohl die älteren Patienten, als auch die Angehörigen sind nicht mehr in der Lage, ihre eigenen Gefühle gezielt und sinnvoll für sich zu nutzen.

3.1.5 Gefühlsregulation beeinflusst, bzw. ist eine Basis für die Beziehungsarbeit mit dem geriatrischen Patienten

Von Gefühlsregulation spricht man, wenn auf gesunde Art und Weise mit seinen Gefühlen umgegangen werden kann. Das bedeutet, dass Menschen ein »Gefühl« für ihre eigenen Gefühle entwickeln. Dazu gehört z. B. sich selbst zu beruhigen, sich selbst zu motivieren.

Anforderungen an die Regulierung eigener Gefühle bei einem Abhängigkeitsverhältnis, wie wir sie bei Patient und Pflegenden finden, stellen etwas Besonderes dar. Es wird gleichzeitig eine Beeinflussung der Gefühle anderer Menschen, nämlich der zu betreuenden Personen und eventuell auch ihrer Angehörigen/Zugehörigen, geschehen.

> Die Methode der Selbstreflexion findet hier seinen Platz. »Die Kunst der Pflegeperson, sensibel auf den Patienten einzugehen, seine Gefühle zu berücksichtigen und zu beeinflussen, wird in der Literatur Gefühlsarbeit genannt« (Brucks 1999).

Definition

Gefühlsarbeit

Es kann davon ausgegangen werden, dass es den Pflegenden im Alltag schwerfällt, die jeweilige Bedeutung der Situation für Patienten und Zugehörige zu erkennen, wenn ihnen die professionelle Distanz fehlt. »Gefühlsarbeit zu leisten heißt aber, zwischen der Bedeutung der Situation für mich und für den anderen [hier der Patient!] unterscheiden zu können.« (Brucks 1998).

Brucks (2001) sagte auch:

> »Als eine Voraussetzung für professionelle Gefühlsarbeit wird die Entwicklung der Selbstreflexivität gefordert. Sie wird als Fähigkeit beschrieben, sich selbst als wichtige Einflussgröße in einem Geschehen wahrnehmen zu können.«

Wir, die Pflegenden, haben also unseren Eigenanteil im und am Geschehen und somit auch bei der Genesung des Patienten.

Wir können auf die Gefühle der Patienten bewusst und gezielt Einfluss nehmen!

Dabei ist zu beachten, dass der Patient seine eigene Identität hat und behält. Pflegende können sie nicht übernehmen! Dies drückt aus, dass Pflegende Fach- und Sozialkompetenz besitzen müssen, um professionell und zielorientiert agieren zu können.

Das bedeutet, dass wir den Patienten im positiven Sinne von seinen noch bestehenden Ressourcen überzeugen können, um ihn für die nächsten Aufgaben oder Interventionen zu motivieren. So wie ich mich als Pflegende gebe, beeinflusse ich die Beziehung zum Patienten. Und machen wir uns bewusst, dass wir die Gefühle nicht verstecken müssen, sondern sie, wie beschrieben, zum Wohle des Patienten nutzen.

> »Gefühle sind keine Störgrößen, sondern vielmehr konstitutiv für Interaktionen, die im Rahmen von Dienstleitungsbeziehungen ablaufen. Ein Großteil der medizinischen und pflegerischen Arbeit könnte nicht so leicht, so effizient oder überhaupt nicht ausgeführt werden, wenn die erforderliche Gefühlsarbeit nicht geleistet würde.«
> (Strauss et al. 1980, zit. nach Brucks 1998)

Praktische Umsetzung Gefühlsarbeit

Gemeinsam mit dem Patienten dessen Handlungs- und Kooperationsfähigkeit ausgleichen bzw. verbessern:

- Kein Mitleid als Gefühl, sondern Empathie als therapeutische Haltung.
- Voraussetzung ist Selbstreflexivität.
- Sich selbst als wichtige Einflussgröße in einem Geschehen begreifen.
- Wechsel der Perspektive vom Handelnden zum Beobachtenden und zurück ist Voraussetzung zum Verstehen des Anderen
- Nicht vom »wir, uns, man« sprechen, sondern klar und deutlich »Ich-Aussagen« tätigen. Dies führt zu einem selbstbewussteren Eindruck mit der notwenigen Kompetenz und Professionalität.

- Den guten »Stil« des Umgangs wahren.
- Machen Sie keine Zugeständnisse, die nicht eingehalten werden können. Es löst beim Patienten negative Gefühle aus.
- Die Einwände von Patienten sind ernst zu nehmen, sie akzeptieren und bei Zeitnot zu einem etwas späteren Zeitpunkt darauf zurückkommen, um evtl. für bzw. mit den Patienten ein Problem zu lösen. Keine lapidaren Antworten geben, wie: »Ist doch nicht so schlimm« oder »dafür habe ich jetzt keine Zeit« oder »sind doch Nebensächlichkeiten« usw.

Dies ist eine Auswahl an praktischen Tipps/Erklärungen, die in die Beziehungsarbeit münden. Werden sie unterlassen, kommt es zu Spannungen in der Beziehung.

Beziehungsarbeit

Beziehungsarbeit bezeichnet die beeinflusste Gestaltung von Beziehungen.

Dabei ist zu bedenken, dass wir alle »zweisprachig« sind. Die nonverbale Ausrichtung mit Mimik, Gestik und Körpersprache kann eine positive Unterstützung der Beziehungsarbeit sein. Die Körpersprache ist meistens unbewusst und sendet Signale, die unsere ehrliche Gesinnung zeigt. Auch die positiven Emotionen der Pflegenden, die Gefühle auslösen, beeinflussen das Miteinander mit dem Patienten. Das Ziel der Pflegenden sollte immer sein, die evtl. aufkommenden negativen Gefühle des Gegenübers zu reduzieren, und sie im positiven Sinne zu beeinflussen.

Beziehungsarbeit in der Anwendung von ATP-G bedeutet, gezielt auf einen Patienten zuzugehen, Berührungspunkte zu finden und zu thematisieren, etwas gemeinsam mit ihm zu besprechen und im Besonderen Gefühlsarbeit zu leisten. Beziehungsarbeit in der Anwendung von ATP-G kann auch das Hinterfragen eigener Verhaltensmuster gegenüber dem Patienten beinhalten. Das Motivieren des Patienten für bestimmte Pflegeinterventionen ist ebenso Bestandteil der Beziehungsarbeit.

Genauer gesagt: Man versucht eine sinnvolle Begegnung mit dem geriatrischen Patienten herzustellen. Dazu gehört, dass einem der kranke Mensch wichtig ist, man sein »altersbedingtes« Verhalten ernst nimmt, seine Gefühle respektiert und seine Persönlichkeit als wertvoll erachtet. Diese Arbeit verlangt auch, dass Pflegende sich »dienstlich-persönlich« auf Patienten einlassen, darum bemüht sind, das bereits aufgebaute Vertrauen zu erhalten, zu entwickeln und persönliche Sichtweisen auszutauschen, Patienten zu motivieren und zu beraten.

Motivation

Motivationsarbeit ist ein wesentlicher Aspekt im Modell der ATP-G. Besonders Patienten der Bedarfsgruppe 4 des Modells ATP-G sind eine Herausforderung der Motivationsumsetzung (vgl. Bartels/Eckardt/Wittrich 2019).

entgegenzuwirken. Motivation stellt im übertragenen Sinne eine Win-win-Situation her. Die Interessen des Patienten werden in einem guten Ausmaß berücksichtigt. Auch dann, wenn ein Ziel vorgegeben wird, hat bei einer Motivation der Patient es verstanden und ist damit einverstanden.

Mit den folgenden Tipps können Sie die Motivation des Patienten steigern.

Praktische Tipps

Alte Menschen lieben einfache und übersichtliche Lösungen.

- **Lob**
  Loben Sie den Patienten nach guten Leistungen. Gerade in kranken, angespannten Zeiten ist es wichtig, dem Patienten Anerkennung und somit Sicherheit zu geben. Positives Feedback fördert den Einsatz der patienteneigenen Ressourcen. Erfolgserlebnisse fördern die Motivation weiterzumachen.
- **Information**
  Wenn der Patient nicht nur als »Fall« auf Station gesehen wird, sondern ihm auch klar wird, warum welche Entscheidungen getroffen wurden, wird dies seine Motivation positiv beeinflussen. Deshalb ist jede Intervention zu erklären, Ressourcen aufzuführen, um ihm Mut zu machen. Verändert sich etwas an seiner Situation oder hat er Verständnisfragen im Nachgang zur Visite, muss jedem klar sein, dass er »zugewandte« Antworten und Erklärungen erhält. Beziehungen zum Patienten, bei denen jeder zu Wort kommen kann, sind sehr hilfreich.
- **Perspektiven**
  Zeigen Sie dem Patienten, dass er sich unter den Anwendungen von ATP-G weiterentwickeln kann und die Möglichkeit hat, sich in Alltagssituationen, z. B. beim Toilettengang, zu verbessern. Nutzen Sie dazu die Nahziele. Mit regelmäßigen Trainings unterstreichen Sie, dass seine Mitarbeit wichtig ist.
- **Bei Patientenaufnahme**
  Kümmern Sie sich um neue Patienten. Der Grundstein (wie vorher beschrieben), ob ein Patient sich für die Dauer des Aufenthalts begeistern lässt oder nicht, wird häufig schon im ersten Augenblick gelegt. Kümmern Sie sich deshalb um Neuankömmlinge besonders intensiv. Wenn es Ihnen als zuständige Pflegende nicht möglich ist, bitten Sie die Kollegen. Damit nimmt man vielen Konflikten und Unstimmigkeiten mit dem Patienten die Schärfe und die Arbeit wird auch für Pflegende während des gesamten Aufenthalts des Patienten erleichtert.

Beispiele für Begegnungen zur Unterstützung der Beziehung mit älteren Menschen:

- In Wertschätzung vor dem alten Menschen begegnen wir ihm so wie wir möchten, dass man unseren Eltern begegnet.

- Häufig werden ältere Menschen misstrauischer. Durch Bezugspflege schaffen wir eine Beziehung des Vertrauens.
- Beim Fahren des Bettes etwas in die Hand geben, z. B. ein Handtuch. Dadurch erhält der Patient Sicherheit.
- Die Hörfähigkeit nimmt ab. Schwerhörige hören nicht nur leiser, sondern auch undeutlicher. Deshalb ist ein deutliches, tiefes Sprechen besser als ein lautes. Es sind einfache und kurze Sätze immer von nur einer Person zu sprechen.
- Es kann zur so genannten Alterssichtigkeit kommen. Immer Blickkontakt halten! Sturzprophylaxe!
- Wenn es möglich ist, sollte der alte Mensch seine Brille auch bei den Therapien und Untersuchungen dabeihaben.
- Im Alter kommt es zur quantitativen Abnahme der Meissnerschen Tastkörperchen in den Fingerkuppen. Fester Händedruck!
- Motivationsbogen

In dem Projekt Quiero haben Pflegende mit der Unterstützung der wissenschaftlichen Mitarbeiterin Grigorieva einen Motivationsbogen zur Unterstützung der Patientenmotivation und zur Entwicklung des Mitarbeiter-Patienten-Verhältnisses entwickelt. Er kann zur Unterstützung der Biografie-Arbeit eingesetzt werden. Die Motivationsentwicklung wird bei auffälligen Patienten genutzt. Gesammelt werden alle vorhandenen Informationen über den Patienten, welche mittels Fragen abgearbeitet werden. Die Fragen im Motivationsbogen dienen dabei als Leitfaden, ebenso können sie als Grundlage für ein Gespräch mit dem Patienten dienen.

Mitarbeiter-Patienten-Verhältnis/Motivationsbogen (vgl. Bartels u. Grigorieva 2010)

Entwickelt nach der Methode »Epikritische Fallbetrachtung« (Brucks, Wahl 1998; Wahl 2009).
1. Erfassung der subjektiven Einschätzung des Mitarbeiters über Verhalten und Therapieverlauf des Patienten

Besonderheiten und Schwierigkeiten des Patienten im pflegerischen Kontakt:

- Weshalb bereitet mir dieser Patient Sorgen?
- Was ist sein/unser Problem?
- Welche Gefühle/Impulse ruft der Patient beim Mitarbeiter und/oder im Team hervor?
- Wie wurde der Patient bislang behandelt/gepflegt?

- Ein Ziel (Vision) reizt – ein Problem wird gefürchtet!
- Ein »Wir-Gefühl« schaffen

Merke

Die Beziehung zum Patienten ermöglicht es, Handlungsabläufe der Aktivierend-therapeutischen Pflege patientenindividuell umzusetzen!

Literatur

Bartels, F.; Grigorieva, J. (2010): Quiero, Optimierung der Leistungs-und Anpassungsfähigkeit in der Pflege, Hamburg, intern

Bartels, F.; Eckardt, C.; Wittrich, A. (2019): Aktivierend-therapeutische Pflege in der Geriatrie, Band 1: Grundlagen und Formulierungshilfen, 2. Auflg., Kohlhammer Verlag, Stuttgart

Brucks, U. (1998): Arbeitspsychologie personenbezogener Dienstleistungen, Huber, Bern

Matthes, W. (1989): Pflege als rehabilitatives Konzept, Curt R. Vincentz Verlag, Hannover

Niermeyer, R.; Seyffert, M. (2013): Motivation, Haufe-Lexware, Freiburg

Tewes, R. (2011): Verhandlungssache, Springer Verlag, Berlin Heidelberg

Utsch (2010) in: Bartels, F.; Grigorieva, J. (2010): Quiero, Optimierung der Leistungs-und Anpassungsfähigkeit in der Pflege, Hamburg, intern

3.2 Handlungs- und Pflegeschwerpunkt: Bewegung

3.2.1 Fazilitation im Bereich des Handlungs- und Pflegeschwerpunkts Bewegung

Nikolaus Gerdelmann

ATP-G Version 2018 des Bundesverbands Geriatrie (vgl. Bartels/Eckardt/Wittrich 2019)

Wie schon in Band 1 beschrieben, gibt es vom Bundesverband Geriatrie die Begriffsbestimmung ATP-G und den »Katalog der Aktivierend-therapeutischen Pflege in der Geriatrie.« Verweisen möchte ich hier auf die Beschreibung der Bedarfsgruppen (vgl. Bartels/Eckardt/Wittrich 2019). und der drei Handlungs- und Pflegeschwerpunkte der Beschreibung. Eine Zusammenfassung finden Sie auch im ersten Kapitel dieses Buches (▶ Kap. 1).

In den Bedarfsgruppen 2–4 wird der Begriff Fazilitation jeweils aufgeführt. Er grenzt demnach diese von der Bedarfsgruppe 1 ab, in der es ausschließlich um Beratung und Training geht. Dies bedeutet, dass Fazilitation mindestens bei Patienten stattfindet, die teilweise Hilfestellung bei Einzeltätigkeiten benötigen. Dadurch ist aber auch festgelegt, dass Fazilitation bei Menschen mit mäßigen bis hin zu schwersten Einschränkungen möglich und wichtig ist.

Beginnen möchte ich mit einigen Definitionen, die anschließend in die praktische Umsetzung führen.

1. To facilitate = erleichtern, ermöglichen, begünstigen, eine Gelegenheit bieten.
   Fazilitieren, allgemein = leichter machen[3]. Es geht aber um wesentlich mehr, als nur dem Patienten eine Bewegung zu erleichtern. Bei Schwerstbetroffenen spricht man auch von Bahnung oder Anbahnung einer Bewegung, die durch Fazilitation erleichtert wird.
2. Innerhalb der Assumptions der International Bobath Instructors Training Association 2008 wird die Bedeutung wie folgt beschrieben: *»Fazilitation ist eine Möglichkeit, sensorische und propriozeptive Kontrolle dazu zu nutzen, Bewegung zu erleichtern. Fazilitation ist Bestandteil eines aktiven Lernprozesses«* (IBITA 1997)
3. *»Fazilitation kann Aktivität ermöglichen, Reaktion erfordern, Reaktion erfolgen lassen.«* (VeBID 2013, S. 11)
4. *»Fazilitation ist eine Technik, die dem interaktiven Lernprozess zur Erleichterung und Ermöglichung einer neuromuskulären Funktion bzw. Alltagsaktivität dient.«* (BIKA® 2016)

Fazilitation ist eine Technik, die dem interaktiven Lernprozess zur Erleichterung und Ermöglichung einer neuromuskulären Funktion bzw. Alltagsaktivität dient.

Ziele der Fazilitation:

- Anbahnung bzw. motorische Kontrolle von Bewegung für Alltagsaktivitäten.
- Unterstützung des sensomotorischen Lernens durch das Angebot von verschiedenen Bewegungserfahrungen.
- Förderung, Einbindung der Bewegungsaktivität des Patienten während pflegerischer Handlungen.

Fazilitation erfolgt durch den spezifischen Einsatz taktiler Informationen im sensomotorischen Dialog. Erleichternd kann verbaler Input, die gezielte Gestaltung des Umfeldes oder das Stellen einer Aufgabe sein. Fazilitation schließt eine Evaluation des Outcomes ein. Dies kann eine Anpassung der Maßnahme (des Angebotes) zur Folge haben.

Fazilitation ist eine Fachkompetenz, die auf die direkte positive Einflussnahme des zentralen Nervensystems für sensomotorisches Lernen zielt und damit den Patienten durch eine verbesserte Haltungskontrolle zu einer selektiven Bewegungsstrategie einlädt.

---

3 https://www.dict.cc/?s=facilitate, 15.03.2017

Merke

> Als ein Alleinstellungsmerkmal des Bobath-Konzepts wird die Fazilitation im interdisziplinären Team zur therapeutischen Aktivierung von Patienten eingesetzt.

Was bedeutet dies für die Arbeit der Pflegenden in ihrem Alltag?

Die Pflegende führt nicht eine Bewegung alleine oder durch Übernahme am Patienten aus, sondern gestaltet mit dem Patienten eine aktivierend-therapeutische Intervention (▶ Abb. 3.4).

Abb. 3.4:
Fazilitation findet
immer statt

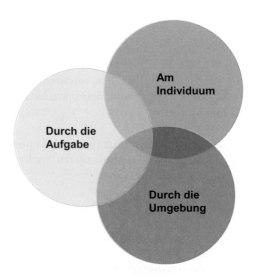

Am Individuum

Die Pflegekraft ermittelt und kennt die Ressourcen und Defizite des Patienten in Bezug auf Kommunikation, Emotionalität, Kognition, Perzeption, Sensomotorik und seiner Biomechanik. Sie ermittelt und kennt, soweit möglich, die individuelle Zielsetzung des Patienten. Man kann auch umgangssprachlich sagen: »Der Patient wird dort abgeholt, wo er ist.«

Durch die Aufgabe

Mit diesem Wissen formuliert die Pflegende eine individuelle patientenbezogene Aufgabe. Sie fördert die Motivation des Patienten, in dem die Aufgabe/das Ziel miteinander abgestimmt wird. Die Pflegende formuliert eine aktivierend-therapeutische Maßnahme, die in einem sinnvollen Kontext (zielführend) für den Patienten steht. Die Pflegende macht mit dem Einsatz von verschiedenen Sinnen die bestehenden Ressourcen und die darauf abgestimmten Aufgaben und Interventionen für den Patienten verständlich.

Durch die Umgebung

Die Pflegende gestaltet die Umgebung des Patienten so, dass dieser leicht in Bewegung kommen kann, indem er eine gute Ausgangsstellung einnimmt. Die Umgebung hilft, dass der Patient genügend Stabilität erhält. Die Unterstützungsfläche ist so klein zu wählen, dass der Patient aktiv werden kann, andererseits muss sie aber auch groß genug sein, damit der Patient mit seiner Aktivität gegen die Schwerkraft nicht überfordert wird. Die Pflegende setzt Hilfsmittel ein, die dem Patienten helfen, selbst aktiv zu werden und ihm Sicherheit geben. Die Pflegende kann hierbei auch selbst zum Hilfsmittel werden (siehe Beispiel der Patientin Frau L., ▶ Abb. 3.6). Häufig orientieren sich die Patienten auch an Gegenstände, z. B. Bettkante, Stuhl usw., die als Hilfsmittel dienen.

Beim Fazilitieren gilt das Prinzip des »Hands-on oder Hands-off«

Dies bedeutet, dass die Pflegende die Hände am Patienten hat, um diesen einen stabilen Referenzpunkt zu geben, um in die Bewegung zu führen. Die Pflegende fühlt während der Bewegung, inwieweit sie ihre Hände nur leicht am Patienten haben oder ihn auch gar nicht mehr berühren muss. Fazilitation ist somit nicht nur ein Stabilisieren und Führen, sondern auch ein Loslassen können. Diese Technik erfordert sehr viel Fachkompetenz und Übung!

> »Die Kunst ist nicht, die Hand am Patienten zu haben, sondern die Hand im richtigen Moment wegzunehmen.«
> (Bobath 1991, S. 42)

> »Der Patient wird durch unsere Hände geleitet, wir müssen gar nicht viel sagen, sondern ihm das Gefühl von Haltung und Bewegung wiedergeben. Nur da wo der Patient selbst aktiv ist, lernt er seine Bewegungsmöglichkeiten zu nutzen, und in einem sinnvollen Kontext wieder abzurufen.«
> (Bobath/Bobath 1991)

Sollte die Aktivität des Patienten nicht gelingen, so sind die drei oben genannten Themenbereiche der Fazilitation zu prüfen:

- Sind die Aspekte der Beziehungsarbeit umfassend bedacht?
- Sind die Fähigkeiten und Defizite des Patienten richtig eingeschätzt?
- Ist der Patient in die Zielsetzung mit eingebunden und hat er verstanden, um was es eigentlich geht?
- Ist seine Hauptproblematik eine andere, z. B. nicht die Sensomotorik, sondern die Emotionalität?
- Ist die Aufgabe richtig gestellt, zu leicht oder zu schwer?
- Steht die Aufgabe in einem sinnvollen Kontext für den Patienten?

- Ist die Umgebung richtig gestaltet?
- Hat die Pflegende ihren Körper zu viel oder zu wenig eingesetzt?
- Sind die richtigen Hilfsmittel gewählt?

Fazilitation hat nach Joachim Wunsch (2011) drei Komponenten (vgl. Wunsch 2011):

1. Mache es möglich: durch vorbereitende Maßnahmen wie oben beschrieben.
2. Mache es notwendig: Indem ich den Patienten motiviere. Ihm eine Aufgabe anbiete, die für ihn sinnvoll ist, oder bei Patienten, die dies nicht nachvollziehen können, mache Bewegungen erfahrbar.
3. Lasse es geschehen: Durch eigenaktive Handlungen, Beobachtung und Bewertung der Strategie des Patienten. Sich (Pflegende) rausnehmen aus der Bewegung.

Während dieses ganzen Prozesses, steht die Pflegende ständig in Interaktion mit dem Patienten. Die Pflegende zeigt sich offen, sich auf Aktivitäten seitens des Patienten einzulassen. Ein Vertrauensverhältnis im Sinne einer Beziehungsarbeit ist dafür die Voraussetzung.

Die Gestaltung einer aktivierend-therapeutische Intervention ist für den Patienten ein Lernprozess.

Das Ziel ist nicht, einen Patienten kontinuierlich zu bewegen, sondern ihn beim Lernen zu unterstützen. Dem Patienten Bewegung (wieder) erfahrbar zu machen, z. B. ihn bei der Intervention »sich vom Bett in den Rollstuhl zu bewegen«, zu unterstützen.

Dazu ist es wichtig, dass die Pflegende verschiedene Möglichkeiten der Kontaktaufnahme mit dem Patienten kennt, und diese für den Patienten angepasst und situationsbezogen nutzt. Die Kontaktaufnahme kann visuell, verbal, taktil oder motorisch erfolgen.

Die verbale Information während der Fazilitation hat eine besondere Rolle. So können Worte aktivieren, motivieren und Klarheit und Struktur geben. Sie können aber auch einen Patienten in der aktivierend-therapeutischen Maßnahme hemmen. Es kann sein, dass es gewollt ist, meistens geschieht dies jedoch ungewollt. Die sprechende Kommunikation führt in der Regel zu der Ausführung also in eine Aktion und damit in die inadäquate Handlung. Pflegende müssen sich darüber bewusst sein, dass das gesprochene Wort unsere unbedachte innere Einstellung zeigt.

Begrifflichkeiten wie: »Ich drehe Sie, ich hole Sie, ich ziehe Sie«, wirken sich meist hemmend auf eine therapeutische Aktivität aus.

Aussagen der Pflegenden gegenüber dem Patienten wie: »Ich unterstütze Sie, ich helfe Ihnen«, führen aktivierend-therapeutisch in die Interventionen.

Die Stimmlage als auch die Länge des Wortes sind ein Instrument zur Unterstützung, z. B.: »Machen Sie sich grooooß« oder »machen sie sich kleiiiin«.

»Die Fazilitation besteht nicht darin, verbal zu verschiedenen Arbeitsschritten aufzufordern, sondern ihn zu eigenen Lösungsstrategien anzuleiten.«
Heidrun Pickenbrock (2014)

Fazilitation erfordert eine hohe Fachkompetenz, z. B. um eine pflegerische Befundung zu erstellen, adäquat kommunizieren zu können, Beziehungen aufzubauen, Interventionstechniken zur Verfügung zu haben.

Das Strukturmodell des Bobath Konzeptes

Das Strukturmodell des Bobath-Konzeptes besteht aus vier Ebenen (▶Abb. 3.5) (vgl. Friedhoff et al. 2014):

1. Konzeptmodell
2. Prinzipien
3. Methoden
4. Technik/Mittel

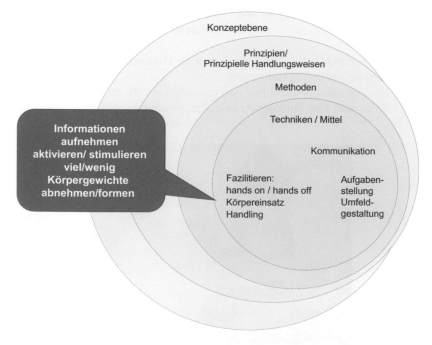

Abb. 3.5:
Strukturmodell des Bobath-Konzeptes, Quelle: VeBID e. V.

Fazilitation ist oder gehört zu dem Aspekt der Technik. Dazu wird nicht ausschließlich die Einhaltung von Prinzipien und Methoden gezählt, sondern auch der Einsatz am Patienten, durch die Gestaltung von Kommunikation, den Einsatz von Hilfsmitteln, Hands on/Hands off usw.

Praktisches Patientenbeispiel

Sich seitwärts bewegen im Bett

- Frau L. ist vor 14 Tagen auf die Akutgeriatrie mit der Diagnose Apoplex mit Hemiparese rechts von der Stroke Unit aufgenommen, bzw. verlegt worden.
- Frau L. kann gut mit ihrer Umwelt sprechen und kommunizieren.
- Ihr Gleichgewicht ist so gut, dass sie mit der Unterstützung eines aufgerollten Handtuchs (Hilfsmittel) am hinteren Gesäß am Bettrand sitzen kann.
- Die Funktionalität des rechten Arms ist noch stark eingeschränkt.
- Ihr rechtes Bein zeigt beginnende Aktivitäten.
- Sie wohnte zu Hause mit ihrem Ehemann und möchte gerne wieder am Rollator gehen können.
- Vor dem aktuellen Ereignis war sie ihrem Alter entsprechend selbständig mobil, benötigte keine Hilfsmittel.
- Sie ist sehr motiviert und freut sich über alle Fortschritte.
- Sie kann am Vormittag und Nachmittag bis zu vier Stunden außerhalb des Bettes mobil sein, braucht dann Ruhephasen zur Regenerierung.
- Im therapeutischen Team erarbeiten die Physiotherapeuten die ersten Schritte am hohen Gehwagen.
- Die Ergotherapeuten üben und trainieren mit ihr an Hilfsmitteln mit Stütz- und Greiffunktionen beim Pflegen und Anziehen.

Abb. 3.6:
Kontaktaufnahme mit
Frau L.

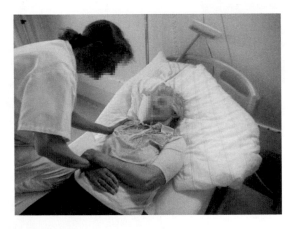

Die hier genannten Informationen der Patientin Frau L. kennt die Pflegende und nimmt sie als Grundlage zum Fazilitieren.

Fazilitieren des Oberkörpers

- Die Pflegende nimmt Kontakt mit der Patientin auf. Je nach Fähigkeiten von Frau L. spricht sie mit ihr oder berührt sie mit einem deutlichen Input und macht ihr verständlich, um welche Intervention es geht.
- Ausgangsstellung ist die Rückenlage.
- Die Pflegende gestaltet die Ausgangstellung indem sie Frau L. eine A-Positionierung anbietet. Dieses erleichtert die Anbahnung bzw. motorische Kontrolle der Bewegung.
- Die Patientin liegt nicht überstreckt, Bauch- und Rückenmuskeln sind angenähert (Arme sind auf den Bauch gelegt, Brustkorb wird klein, der Rücken wird rund gemacht).
- Die Möglichkeit der posturalen Kontrolle ist geschaffen.
- Dazu unterstützt die Pflegende Frau L. beim Kopf anheben, indem sie mit ihrem Arm ausgehend von der Schulter in Richtung Sternum der Patientin mit ihrem Arm Muskelketten aktiviert (therapeutischer Aspekt).
- Hierbei spürt die Pflegende fortwährend
  - wann die Bewegung von Frau L. startet,
  - wieviel Unterstützung sie benötigt und
  - kann so die Unterstützung in die richtige Richtung (mehr oder weniger) lenken.

Die nachstehende Abbildung (▶ Abb. 3.7) macht deutlich, wie sehr die Beiden in Interaktion miteinander stehen. Es ist zugleich die Förderung und Einbindung der Bewegungsaktivität der Patientin während der pflegerischen Handlung.

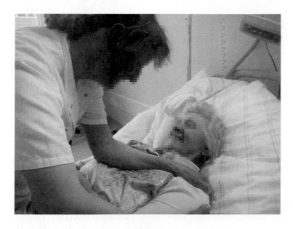

Abb. 3.7:
Fazilitation des
Kopfanhebens

Fazilitation zum Aufstellen der Beine

- Um die Patientin beim Beine anstellen zu unterstützen, stellt die Pflegende sich ans Fußende und fordert Frau L. auf, die Beine anzustellen.

- Sie beobachtet genau, mit welchem Bein Frau L. anfangen möchte (▸ Abb. 3.8a). Dabei spielt es keine Rolle, mit welchem Bein sie beginnt, ob es das mehr oder weniger betroffene Bein ist. Die Patientenreaktion zeigt, dass sie die Information verstanden hat.
- Das Bein, das die erste Reaktion zeigt, wird beim Anstellen soweit es notwendig ist, unterstützt (▸ Abb. 3.8b).
- Beim Anstellen des mehr betroffenen Beines, bei Frau L. ist es das rechte Bein, schafft die Pflegende am Fuß ein gutes Alignement und baut die Bewegung vom Fuß aus mit Hilfe von Muskelketten auf.
- Sie achtet weiterhin darauf, wie weit das Bein ohne große Widerstände aufzustellen ist, ob und ab wann Frau L. eventuell Schmerzen zeigt.
- Hierbei ist es wichtig, dass die Patientin nicht aufgefordert wird, ihre Schmerzen zu äußern. Sie wird sich sonst auf eventuelle Schmerzen konzentrieren. Dabei wird ihre Wahrnehmung bzgl. Schmerzen getrimmt. Die Schmerzreaktion der Patientin ist beiläufig von der Pflegenden zu beobachten.
- Weiterhin beobachtet sie, wieviel Unterstützung Frau L. benötigt, ob sie das Bein führen muss oder ob sie das Bein einfach nur seinen Weg gehen lassen kann.
- Steht das Bein, führt die Pflegekraft noch eine Druckbewegung am Fuß zur Ferse aus, um die Beweglichkeit im Fußgelenk zu erhöhen und um den Fuß für die Patientin deutlicher spürbar zu machen.

Abb. 3.8a:
Die Pflegende schaut, welches Bein als erstes aktiv wird

Abb. 3.8b:
Die Pflegende fazilitiert das Bein beim Anstellen

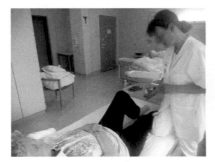 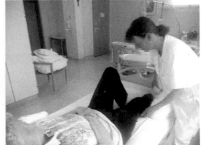

Fazilitieren des Drehens

- Aus der vorher beschriebenen Ausgangsstellung bewegt Frau L. ihr Gesäß seitwärts. Die Pflegende legt ihre Hände an das Gesäß von Frau L.,
- nun erfolgt durch den spezifischen Einsatz taktiler Informationen ein sensomotorischer Dialog mit der Patientin, indem die Pflegende sich zurückbewegt, leitet sie die drehende Bewegung ein.
- Während der drehenden Bewegung spürt die Pflegende, ob die Berührung ihrer Finger am Gesäß ausreicht, damit Frau L. ihre Muskelketten aktivieren kann. Oder sind mehr taktile Informationen notwendig? Dies

geschieht durch den Einsatz ihrer Hände mit einer größeren Unterstützungsfläche.

- Ist bei Frau L. evtl. eine verbesserte Haltungskontrolle notwendig, die zu einer selektiven Bewegungsstrategie einlädt.
- Durch eine ständige Evaluation des Outcomes, passt sie ihre Unterstützung dieser aktivierend-therapeutischen Interventionen von Frau L. an.
- Frau L. lernt hierbei nicht nur, sich seitwärts zu bewegen, sondern auch ihre Beine und Füße zu benutzen, das Becken selektiv zu bewegen. Dies ist zugleich eine Gleichgewichtsübung, die sie benötigt, um mit den Therapeuten das Laufen zu üben.

Dies ist ein gutes Beispiel dafür, dass Pflegende und Therapeuten in einem interdisziplinären Team ergänzend zusammenzuarbeiten haben, weil sie sich in ihren Interventionen gegenseitig bedingen.

Diesen Dialog zu beschreiben, ist in Worten kaum möglich. Es zeigt, welche große Fachkompetenz für Pflegende in der Geriatrie erforderlich ist, um eine aktivierend-therapeutische Intervention zu fazilitieren.

Literatur

Bartels, F.; Eckardt, C.; Wittrich, A. (2019): Aktivierend-therapeutische Pflege in der Geriatrie, Band 1: Grundlagen und Formulierungshilfen, 2. Auflg., Kohlhammer Verlag, Stuttgart

BIKA® (Bobath Initiative für Kranken –und Altenpflege), http://www.bika.de/¬ bobathkonzept (abgerufen: 03.05.2018)

Bobath, B.; Bobath, K. (1991): Zum Gedenken, Vereinigung der Bobath-Therapeuten Deutschlands, April 1991

Friedhoff, M.; Schieberle, D. (2014): Praxis des Bobath Konzepts, Georg Thieme Verlag, Stuttgart

Habermann, C; Kolster, F. (2008): Ergotherapie im Arbeitsfeld der Neurologie, Georg Thieme Verlag, Stuttgart, 2.Auflage, S. 699–726

IBITA (2018). http://www.ibita.org./pdf/assumptions-EN.pdf (abgerufen: 03.05.2018)

Friedhoff, M.; Schieberle, D. (2014): Praxis des Bobath Konzepts, Georg Thieme Verlag, Stuttgart

Paeth Rohlfs, Bettina, (2010): Erfahrungen mit dem Bobath Konzept, Georg Thieme Verlag, Stuttgart

Pickenbrock, H.; Lyncker, A. (2009): Das Bobath-Konzept Seite 699-726, In: Habermann, C.; Kolster, F. (Hrsg.): Ergotherapie im Arbeitsfeld Neurologie, Georg Thieme Verlag, Stuttgart

VeBID (2018): http://www.vebid.de/fileadmin/pdf/Poster_Strukturmodell.pdf (abgerufen 03.05.2018)

Vereinigung der Bobath-Therapeuten Deutschlands (VeBID) (1991): Dr. h.c. Berta Bobath und Dr. med. Karel Bobath, April 1991

Wunsch, J. (2011): unveröffentlichte Unterrichtsunterlagen Bobath Pflegegrundkurs BIKA®, Magdeburg

3.2.2   Hilfsmittel als »Mittel zum Zweck«

Claudia Eckardt

Patienten im höheren Lebensalter (meist 70 Jahre oder älter), die die geriatrietypische Multimorbidität aufweisen, leiden an mindestens zwei behandlungsbedürftigen Erkrankungen in deren Folge es zu Schädigungen mit Auswirkungen auf die Autonomie, Mobilität und/oder Selbsthilfefähigkeit gekommen ist, was mit geminderter Lebensqualität einhergeht (Musolf 2011).

Der Grundgedanke der geriatrischen (Früh-)Rehabilitation liegt vor allem in der Förderung der Eigenaktivierung des Patienten. Wird Muskulatur aktiv vom Patienten selbst bewegt, kann der Erhalt der Muskel- und Nervenzellen gefördert und gesichert werden. Bei passiver Bewegung ist dieses kaum möglich (Brodal 2001; Bennowitz/Routtenberg 1997).

Für die gelenkschonende Bewegung ist die selbstinitiierte Bewegungssteuerung von großer Bedeutung. Nur so kann sich der Körper, mit allen für die folgende Bewegung relevanten Strukturen, auf die Aktivität einstellen.

Merke

> Eigenbewegung und Aktivierung stehen im Vordergrund, und erst wo die Eigenaktivierung an ihre Grenzen stößt, sollten Hilfsmittel verwendet werden.

Hilfsmittel unterstützen die Selbsthilfefähigkeit von Patienten für Alltagsziele und können damit die Eigenaktivierung im Stationsalltag ermöglichen. Eine ständige Überprüfung der Erfordernisse ist notwendig, um sie zu einem späteren Zeitpunkt abzubauen oder zu reduzieren.

Hilfsmittel sind in der (Früh-)Rehabilitation von geriatrischen Patienten eine wichtige Säule. Sie dienen dazu, den Patienten und den Pflegenden in der Aktivierend-therapeutische Pflege zu unterstützen, indem sie Lasten (Körpergewicht) reduzieren. So können sie dazu beitragen, dass Patienten ihre Selbsthilfefähigkeit wiedererlangen.

Kompensationsstrategien sind zu vermeiden bzw. nicht anzutrainieren, da sie schnell erlernt werden. Dieses etablierte Bewegungsverhalten ist schwer veränderbar, da das kompensatorische Verhalten schneller ist und damit das Erlernen eines langfristig sichereren Bewegens für Alltagshandlungen unterbunden wird.

Hilfsmittel sind demnach als wichtiges und notwendig ergänzendes Handwerkszeugs für Pflegende zu verstehen, um Alltagssituationen für Patienten zu erleichtern. Sie unterstützen den Patienten in seinen individuellen Bewegungsressourcen. Diese dienen zur Unterstützung für Stabilität und Orientierung im eigenen Körper und im Raum (▶ Abb. 3.9). Sie schaffen für die Pflegenden ein körpergerechtes Arbeiten und tragen demnach zur Gesundheitsförderung und zum Verbleib der Pflegenden im Beruf bei.

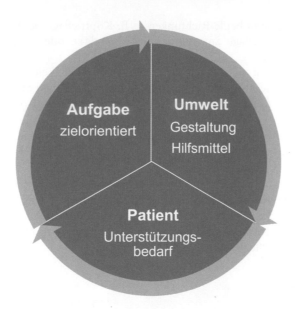

Abb. 3.9:
Das Zusammenspiel
Aufgabe, Patient und
Umwelt

Bei der Planung einer geriatrischen Fachabteilung, ist somit nicht nur auf schöne Räumlichkeiten, Farbabstimmungen, Größe des Patientenzimmers etc. Wert zu legen. Ein wesentlicher Schwerpunkt stellt die Grundausstattung von Hilfsmitteln dar, die zur Wiederherstellung von Unabhängigkeit und Selbstbestimmtheit des Patienten in Alltagshandlungen dient.

Im Klinikverlauf finden mit Berufsgruppen wie Ergotherapeuten und Physiotherapeuten Hilfsmittelberatungen und -erprobungen statt. Beim sinnvollen Nutzen von Hilfsmitteln werden diese zur Wiedererlangung von selbständigem Handeln in der Häuslichkeit vom Arzt rezeptiert.

Schon im Klinikalltag ist durch die genaue Beobachtung des Patienten in Alltagssituationen, wie z. B. Toilettengänge, sich An- und Auskleiden, Fortbewegen etc. eine genaue, individuelle Abstimmung der erforderlichen Unterstützung vorzunehmen.

Der sinnvolle und zielgerichtete Einsatz und Gebrauch von Hilfsmitteln kann nur erfolgen, wenn die Mitarbeiter in der Bewegungsanalyse nach dem - Bobath-Konzept und der ATP-G geschult sind. Dann können Ressourcen eingeschätzt und die eventuell vorübergehende Unterstützung eingeleitet werden.

An dieser Stelle sollen Ihnen Vorschläge für sinnvoll einsetzbare Hilfsmittel vorgestellt werden. Der Einsatz erfolgt stets in Absprache mit dem interdisziplinären Team.

Ausstattung Patientenbett

Das Patientenbett hat in allen Ebenen verstellbar zu sein:

- Höhenverstellbar (zur körpergerechten Arbeitsweise der Pflegenden, zur individuellen Einstellung für den Patienten z. B. für das Aufstehen)

71

- schiefe Ebene in beide Richtungen (z. B. Kopftieflage bei Kreislaufproblemen, Fußtieflage zur Aspirationsprophylaxe oder Anpassung des Sitzes im Bett)
- das Rückenteil sollte nach den DBfK-Richtlinien beim Anstellen des Kopfteils eine größere Fläche ermöglichen, als bei den Standardbetten (verhindert das Abknicken im Rumpf bei angestelltem Kopfteil)

Wenn ein Patient beim Positionieren viel Unterstützungsbedarf benötigt, z. B. bei Bedarfsgruppe 3 oder 4, werden bis zu

- drei Positionierungskissen (günstige Größe:40 x 80 cm; ▸ Abb. 3.10), zwei kleine Kissen (40 x 40 cm; Kissen individuell modellierbar)
- drei Bettdecken, vier Handtücher, sowie ein Duschtuch benötigt.
- Alternative Kissen sind die Kranich-ATP-Kissen® für Aktivierend-therapeutische Pflege.

Abb. 3.10:
Bett mit Positionierungskissen, mit freundlicher Genehmigung von KRANICH-concept GmbH

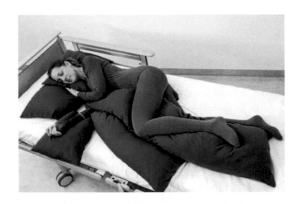

Dazu:

- Rollwagen oder Ablageflächen schaffen, zur hygienischen Aufbewahrung der benötigten Materialien in den Zimmern
- Fußbänkchen, in verschiedenen Höhen und Größen (▸ Abb. 3.11)
- Rollstühle mit höhenverstellbaren und abklappbaren Seitenteilen und Fußrasten inkl. Rollstuhltisch (Aktivrollstuhl, Leichtgewichtrollstuhl, Multifunktionsrollstuhl) (▸ Abb. 3.12)
- angepasste Sitzkissen, zwei verschiedenen Höhen
- Antidekubituskissen (verschiedene Grade)
- unterschiedlich hohe feste Stühle (Armlehnen und hohe Rückenlehne) mit Rollen
- ein bis zwei höhenverstellbare Therapietische pro Station
- einen höhenverstellbaren Rollstuhl bzw. Transportstuhl mit Tischplatte und Infusionsständer)
- hoher Gehwagen
- Arthritisrollator

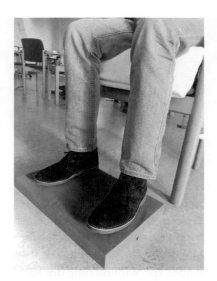

Abb. 3.11:
Fußbänkchen

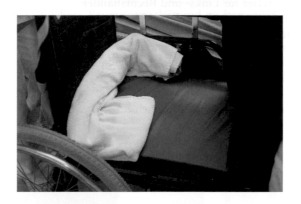

Abb. 3.12:
Rollstuhl mit Hand-
tuchrolle als Sitzstütze

- Rollatoren
- Unterarmgehstützen
- Handstöcke
- mögliche Handstockvorrichtung am Rollator
- Tischhalterungen für Handstöcke, Unterarmstützen
- Toilettenstühle, in verschiedenen Breiten und Höhen; dabei ist wichtig, dass beide Armlehnen und Fußrasten abschwenkbar sind
- Betthalterungen für Unterarmgehstützen
- »Packs« in verschiedenen Breiten und Höhen, zur Stabilisierung und Orientierung im Raum
- Antirutschfolien für Tische und Betten
- Rutschbrett
- Gleittücher
- ABS-Socken
- Greifzangen
- Strumpfanziehhilfe (► Abb. 3.13)

Aktivitätseinschränkung (»activity limitation«) bezeichnet (zum Beispiel eingeschränkte Mobilität beim Gehen, Treppen steigen oder aber beim Greifen.« (Crevenna 2017)

Die Ausgangslage von immobilen oder eingeschränkten Menschen, Bewohnern oder Patienten, besteht häufig in einer Bewegungseinschränkung oder einer körperlichen Schwächung.

Das Bewegungsausmaß der Gelenke wird im englischen mit »Range of Motion« beschrieben, die deutsche Version spricht von Bewegungsausmaß nach Neutral-Null-Methode (vgl. Simmel et al. 2017). Diese ist eine Methode, um die Gelenkbeweglichkeit standardisiert zu erheben. Es geht um die Messung von dem Ausmaß und der Möglichkeit der Beweglichkeit verschiedener Gelenke, dies ist besonders für die Befunderhebung in der Physiotherapie und der Abschätzung von Veränderungen wichtig und spielt im pflegerischen Alltag eine untergeordnete Rolle, auch Aufgrund fehlender standardisierter und erlernter Erhebungsformen oder nutzbarer Assessment-Instrumente. Der Einsatz von Erhebungs- und Assessment-Instrumenten könnte in der Zukunft durch die Einführung von Expertenstandards in der Pflege für den Bereich Beweglichkeit und Mobilität gefördert und gefordert werden (vgl. GKV 2014).

Merke

> Aus einer Einschränkung der Beweglichkeit der Gelenke kann eine Immobilität folgen.
> *Beispiel:* Ist die Beweglichkeit des Sprunggelenkes stark vermindert, können keine Schritte mehr gemacht werden.

Wichtig ist der Bezug zur vorhergehenden Situation und zu der körperlichen Entwicklung der betroffenen Person (anamnestische Biographie-Arbeit). Welche Ziele und Bedingungen bringt der betroffene Mensch mit, welche Einschränkungen bestanden schon wie lange und welche Möglichkeiten resultieren daraus? Die Ermittlung des bestehenden Bewegungsausmaßes im Vorfeld einer Erkrankung, der persönlichen Gewohnheiten, der täglichen Aktivitäten und daraus ableitbarer Ziele, geben immer auch die Möglichkeiten vor.

Hinweise aus Untersuchungen

Es gibt Hinweise aus Untersuchungen, dass eine physiologische Mittelstellung bei der die beteiligten Muskeln, Bänder und Sehnen nicht überdehnt werden, eine Steigerung und Beibehaltung des Bewegungsausmaßes fördert (gemessen als Bewegungsausmaß, *englisch:* Range of Motion; *deutsch:* Neutral-Null-Methode; vgl. Pickenbrock et al. 2015). In der Studie wurden die Bewegungsausmaße mit und ohne physiologischer Mittelstellung der Hüfte und der Schulter untersucht. Eine Übertragbarkeit auf die anderen Gelenke ist dadurch zwar pauschal nicht möglich, es können aber trotzdem Schlüsse für die Funktion einer Stabilisierung in einer neutralen Mittelstellung gezogen werden.

Das Wissen um die physiologische Mittelstellung gibt eine Idee wie die Strukturen (Knochen, Gelenke, Bänder und Sehnen) zueinanderstehen sollten. Ist diese Stellung über längere Zeit schon verändert, kann sich auch das Muskel- und Bindegewebe an diesem Gelenk verändern und dadurch eine andere muskuläre Mittelstellung vorgeben. Hier könnte eine erzwungene gelenkige Mittelstellung für das Gewebe Stress bedeuten.

Eine Anwendung muss immer im Dialog und Kontext der vorherrschenden Bedingungen erfolgen.

Das Bobath-Konzept

Normale Bewegung ist die Grundlage des Bobath-Konzeptes. Die Anbahnung von funktioneller Bewegung in alltagsrelevanter Umsetzung individuell auf die betroffenen Menschen ist ein wichtiges Ziel (BIKA® 2017).

Verschiedene Techniken wie die unterschiedlichen Handtuchwickel ermöglichen günstigere Gelenkstellungen oder verbessern den Aufbau von Haltungshintergrund mit dem Ziel der leichteren Bewegung, Verhinderung von Sekundärschäden, Erhalt von Muskellängen, Steigerung einer positiven Plastizität (Lernfähigkeit).

Wirkung der Schwerkraft, Unterstützungsfläche, Stabilität für Mobilität

Auf alle Körper im Raum wirkt die Schwerkraft. Diese führt bei geringem Haltetonus zu Veränderungen der physiologischen Mittelstellung. Dadurch kann es gegebenenfalls zu Folgeschädigungen kommen. 24 Stunden am Tag widersteht unser Körper in unterschiedlichen Ausmaßen den Kräften der Schwerkraft, z. B. beim Sitzen auf Büro- oder anderen Stühlen, bei jeder Bewegung, selbst beim Liegen im Bett. Entscheidend für den Bedarf an Haltetonus im Feld der Schwerkraft ist die Größe und Beschaffenheit der Unterstützungsfläche über die ein Mensch Halt erreichen kann. Je effektiver ein Mensch Haltetonus aufbauen kann, desto eher ist er fähig auch auf einer kleinen Unterstützungsfläche handlungsfähig im Sinne einer Balance mit graduierter und dosierter Bewegung zu bleiben. Bei einer geringen Leistungsfähigkeit entscheidet die Größe und Beschaffenheit der Unterstützungsfläche darüber, ob Ressourcen für Aktivitäten und Handlungen vorhanden sein können oder für den Bedarf an Haltetonus im Feld der Schwerkraft benötigt werden.

Das Gewicht unseres Körpers wird über die Flächen, die stabilen Halt besitzen an den Untergrund abgegeben. Je größer diese Unterstützungsfläche ist und desto besser sie angenommen werden kann (das heißt keine Hohlräume unter uns sind), umso geringer benötigen wir Muskelaktivität für Stabilisierung und Haltung. Auf einem Seil zu laufen oder auf einem schmalen Pfosten zu stehen erfordert einen höheren Aufwand an Muskelkraft, Gleichgewicht und Konzentration als auf einem Sofa angelehnt in halbliegender Position zu entspannen.

»Je kleiner die Unterstützungsfläche ist, mit dem der Körper Kontakt aufnehmen kann, desto höher muss der Haltungstonus werden.«
(Dammshäuser 2012, S. 37)

Ein hoher Haltungstonus kann aber Bewegungen verhindern und bei einer eingeschränkten Leistungsfähigkeit weitere Aktivitäten verhindern, da alle Ressourcen schon gebunden sind.

Merke

> Die Haltungskontrolle unseres Körpers geschieht durch die Kernstabilität. Diese wird erreicht durch die Muskulatur des unteren Rumpfes und Beckens (vgl. Friedhoff Schieberle 2015, S. 23).

Für die Bewegung einzelner Körperabschnitte, beispielhaft die Schrittbewegung, das Abheben des einen Beines vom Boden, benötigt der menschliche Körper Stabilität auf dem anderen Bein.

Merke

> Es gilt das Prinzip: Stabilität für Mobilität.

Eine Unterstützung der Extremitäten durch Wickel oder Handtuch-Doppel-Rollen oder des Rumpfes mit einem Rumpfwickel kann Aktivitäten durch eine wahrgenommene und angenommene Stabilität möglich machen, die ohne diese Hilfsmittel nicht oder nicht so umfassend möglich wären.

Propriozeption

Für Bewegungen und die Wahrnehmung unseres Körpers ist das Wissen um die Stellung unserer Gelenke, der Extremitäten und ihrer Verbindung zueinander eine wichtige Grundlage. Diese wird als Propriozeption beschrieben. Nerven geben uns eine Rückmeldung in welcher Stellung sich unsere Körperabschnitte befinden und wir haben Bewegungsmuster erlernt, um Tätigkeiten auszuführen.

Dafür benötigen wir regelmäßige Rückmeldung, diese wird durch kleine Bewegungen erzeugt. Bei einem Verbleiben in einer Position, durch Schwäche, Erkrankung oder Bewegungsunfähigkeit, verlieren wir ein Gefühl für die Stellung unseres Körpers und die Bewegungsmöglichkeiten. Wir benötigen für motorische Reaktionen einen fortlaufenden sensorischen Input (vgl. Dammshäuser 2012, S. 32).

Homunkulus

Das Bewusstsein für die nervale Repräsentation der Peripherie des Körpers im Gehirn ist ein wichtiger Punkt für die Beschäftigung mit den Extremitäten. Die Oberflächen der Hände und Füße sind, wie auch andere sensible Bereiche, im Gegensatz zu anderen Körper-Oberflächen deutlich überrepräsentiert. Es stehen besonders große Areale im Gehirn für die Verarbeitung und Repräsentation zur Verfügung. Dies wird mit dem Bild des Homunkulus besonders eindrücklich deutlich gemacht (▶ Abb. 3.15).

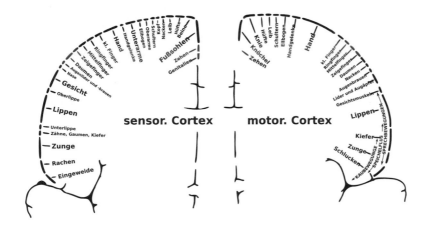

Abb. 3.15:
Homunkulus

Zusammenhang Positionen und Aktivitäten

Es wird in dem Konzept F. O. T. T.® (Therapie des facio-oralen Traktes), das sich besonders mit der Physiologie, den komplexen Zusammenhängen des Schluckens und dessen Aktivierung und Anbahnung beschäftigt, ein klarer Zusammenhang mit der Position und den Möglichkeiten des Schluckaktes gesehen: »Wir schlucken mit dem Becken« (Nusser-Müller-Busch 2011).

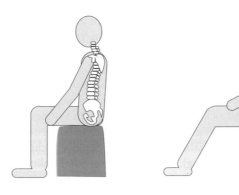

Abb. 3.16:
Zwei Sitzpositionen
und ihre Auswirkung

Die Stellung der verschiedenen Abschnitte unseres Körpers zueinander ist entscheidend für die mögliche folgende Aktivität. Im Selbstversuch findet man schnell heraus, dass man sich in Beugung besser aus einer Rückenlage bewegen (aufstehen aus dem Bett) und in Streckung (aufrechter Sitz auf einem Stuhl) länger aufmerksam sein kann. Im Bobath-Konzept werden diese Faktoren mit der Stellung der Schlüsselpunkte (zentraler Schlüsselpunkt Thorax zu den proximalen Schlüsselpunkten Schulter und Becken) erfasst und berücksichtigt.

79

Für den Handwickel wird das Handtuch längs zu einem schmalen Streifen gefaltet und auf der Handinnenfläche positioniert. Das kürzere Stück liegt dabei zwischen Daumen und Zeigefinger.

Dieses Stück wird nun über den Handrücken bis hin zur gegenüberliegenden Handgelenkinnenseite gezogen. Als nächstes wird das lange Stück des Handtuchs in entgegengesetzter Richtung ebenfalls über den Handrücken geführt, dann einmal um das Handgelenk gewickelt und schließlich auf dem Handrücken zum Beispiel mit Pflasterstreifen fixiert. Zur weiteren Unterstützung zum Handwickel kann der Arm des Patienten auf einem Kissen gelagert werden (▶ Abb. 3.17).

Das Ziel dieser Wickeltechnik ist eine Stabilisierung des Handgelenks in Richtung Funktionshandstellung. Hypotone Hände sind gefährdet, in Richtung einer »Fallhand« abzuknicken mit der Gefahr der Ödembildung der Hand.

Der Patient verspürt durch den leichten Druck des Wickels einen authentischen Halt und eine angenehme Sicherheit in der Hand. Abwechselnd mit regelmäßigen Bewegungsübungen der Gelenke kann der Handwickel die Beweglichkeit erhalten und so einer Kontraktur vorbeugen.

Der Fußwickel

Genau wie beim Handwickel wird auch beim Fußwickel das Handtuch längs zu einem Streifen gefaltet. Dies geschieht am Einfachsten durch zweimaliges Halbieren des Handtuches.

Das Ende des Handtuchs wird am Fußgelenk knapp über der Ferse positioniert. Nun wird das lange Ende des Handtuchs leicht schräg über den Fußrücken gelegt, entlang der Fußsohle geführt, der Fuß wird dabei in einer neutralen Gelenkstellung positioniert (CAVE: keine übertriebene Adduktion, bzw. Dorsal-Extension des Fußes anstreben), erneut in entgegengesetzter Richtung mit leichtem Zug wieder über den Fußrücken gezogen und unterhalb der Ferse platziert (▶ Abb. 3.18). Durch den leichten Zug, der ausgeübt wird, stabilisiert sich der Fuß und wird in seine Neutralstellung gebracht.

Diese Wickeltechnik begünstigt ein Wohlgefühl im Fuß durch Entlastung der Bänder und Sehnen.

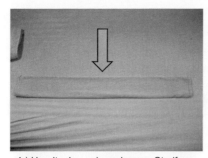 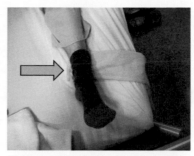

Abb. 3.18:
Durchführung des
Fußwickels mit einem
Frotteehandtuch

1.) Handtuch zu einem langen Streifen falten.

2.) Ende des Handtuchs knapp über der Ferse positionieren.

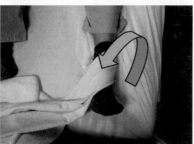 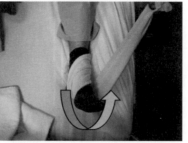

3.) Handtuch leicht schräg über den Fußrücken legen.

4.) Handtuch an der Fußsohle entlangführen und mit leichtem Zug den Fuß stabilisieren.

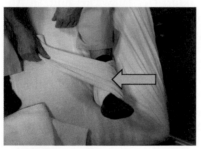 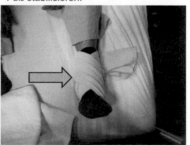

5.) Handtuch wieder über den Fußrücken positionieren und erneut mit leichtem Zug stabilisieren.

6.) Handtuch wieder unterm Unterschenkel durchführen und erneut mit leichtem Zug stabilisieren.

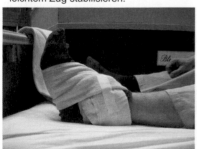

7.) Seitenansicht, es besteht die Möglichkeit den Wickel mit einem Pflasterstreifen zu fixieren.

> ### Spitzfuß (Pes Equinus)
>
> Diese Fehlstellung des Fußgelenkes führt langfristig im Pflegealltag hin zu einer Spitzfußkontraktur. Eine genaue und einheitliche Definition für diese Form von Kontraktur, auch anhand von Bewegungsausmaß (ROM oder Neutral-Null) gibt es in der Literatur jedoch nicht. Der Fuß ist stark nach vorn geneigt (Plantarflexion) und lässt sich weder durch aktive noch durch passive Bewegungen kaum beugen und strecken. Ein komplettes Auftreten der Fußsohle beim Gehen ist nicht mehr möglich, da sich der Fuß nicht in seine Neutralstellung führen lässt. Dies führt zu einer massiven Aktivitätseinschränkung.
>
> Eine anerkannte Spitzfußprophylaxe stellt allerdings nur der ausreichende Druck auf den Fuß dar (stehen, Beine aufstellen im Bett mit Druck durch Pflegekraft).

Besonders bei bettlägerigen Patienten mit eingeschränkter oder sogar fehlender Eigenbewegung kommt es häufig vor, dass sich die Füße aufgrund von Schwerkrafteffekten in eine überstreckte Position (Abduktion, Dorsal-Flexion) begeben und dort längere Zeit verbleiben. Bei schlaffen Lähmungen drückt das Gewicht der Bettdecke zusätzlich die Füße noch in eine Spitzfußstellung. Diese Fehlstellung des Fußgelenkes führt langfristig im Pflegealltag bis zu einer Spitzfußkontraktur. Der Fußwickel hilft, in Abwechslung mit fazilitierenden Bewegungsübungen, die Schwerkrafteffekte zu reduzieren, sorgt für mehr Stabilität im Fußgelenk und unterstützt eine Spitzfußprophylaxe. Weitere Effekte stellen die geförderte Wahrnehmung der Extremität, der Propriozeption und die Stärkung des Körpergefühls dar. Es wird die nervale Abbildung und Repräsentation im Gehirn der Extremität positiv unterstützt. Die Wirkung ist besonders in aufmerksamkeitseingeschränkten Bewusstseinszuständen förderlich, um negative Folgen (Delir etc.) zu vermeiden und Sicherheit und Wahrnehmung zu steigern.

Der Rumpfwickel

Der Rumpfwickel sorgt für eine bessere Stabilität im unteren Rumpfabschnitt und unterstützt dort die tiefe Muskulatur. Der Patient bekommt dadurch einen besseren Haltungshintergrund der eine bessere Haltung ermöglicht und daraus folgend eine bessere Ausgangsposition für weitere Aktivitäten. Es erleichtert dem Patienten das Aufrichten des Rumpfes, zum Beispiel beim Aufstehen und Gehen, oder ermöglicht einen stabileren Sitz im Bett, leichteres Schlucken, leichteres Drehen des Kopfes und damit die bessere Wahrnehmung des Raumes. Durch bessere Entfaltungsmöglichkeiten der Lunge bei aufrechtem Oberkörper wird die Atmung erleichtert.

> Der Rumpfwickel ist in der Anwendung der Aktivierend-therapeutische Pflege in der Geriatrie oft ein unabdingbares Hilfsmittel.

Merke

84

Als Material für den Rumpfwickel eignet sich ein großes Handtuch, z. B. ein Badehandtuch. In der bariatrischen Pflege kann auch ein Bettdeckenbezug genutzt werden oder weitere vorhandene Materialien, um den gesamten Rumpf des Patienten stabilisieren zu können.

Bei der Anwendung ist zu beachten, dass von der Leiste bis einschließlich der unteren Rippen gewickelt wird. Dazu wird der Patient in eine angepasste Rückenlage (A-Position) oder eine angepasste Seitenlage gebracht. Der Deckenbezug kann in einen breiteren Streifen gefaltet werden. Die Breite entspricht dem Abstand von der Leiste bis zum unteren Rippenbogen. Das Handtuch wird unter den Patienten gelegt. In der angepassten Rückenlage sind die körperlichen Strukturen in einer guten Ausgangsstellung zueinander positioniert.

Die untere Bauchmuskulatur wird Richtung Nabel bewegt und die Enden des Wickels werden mit Zug darüber geführt und mit Pflasterstreifen fixiert.

> Wichtig ist, dass der erste Klebestreifen unten am Rumpfwickel (am Becken) fixiert wird.

Merke

Mit dem Klebestreifen wird der nach kranial bewegte Bauch stabilisiert.

Die Handtuchenden am Brustkorb (untere Rippen) modellieren die Rippen in Richtung Nabel und Becken. Eine Hand sollte noch leicht von oben in den Wickel einschiebbar sein, damit die Atmung nicht beeinträchtigt wird.

Drei oder mehr Pflasterstreifen fixieren die Adaption des Rumpfwickels sicher, alle 5–7 cm ein Pflasterstreifen sind erfahrungsgemäß ausreichend, bei Bedarf mehr. Mit diagonalen Pflasterstreifen vom Becken beginnend kann man die schrägen Bauchmuskeln unterstützen.

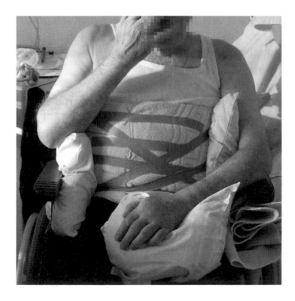

Abb. 3.19: Rumpfwickel

85

Abb. 3.20:
Falten eines Handtuchs
zum Positionierungs-
keil

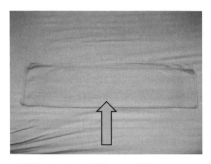

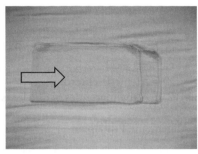

1.) Handtuch wird längs gefaltet.

2.) Handtuch so falten, dass ein ca. 10–15 cm langes Stück frei bleibt.

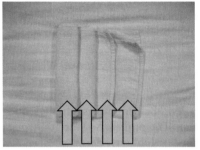

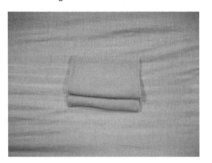

3.) Handtuch nun vierstufig auslegen.

4.) Kann auch etwas dicker gefaltet werden, je nach Positionswunsch.

Für eine Positionierung benötigt man kein spezielles, meist auch teures Spezialmaterial. Schon ein Frotteehandtuch kann dafür ausreichen.

Dazu wird das Handtuch möglichst faltenfrei zuerst längs zur Hälfte gefaltet und dann von links nach rechts zusammengelegt. Dabei wird am rechten Ende des Handtuchs ein kleines Stück frei gelassen (ca. 10–20 cm). Dieser Vorgang wird nach Belieben mehrmals wiederholt, bis man zum Beispiel einen 4-stufigen Lagerungskeil erhält. Je nach Positions- und Liegewunsch kann der Keil auch etwas dicker gefaltet werden (▶ Abb. 3.20).

Die Handtuch-Doppel-Rolle

Eine konsequente regelmäßige physiologische Positionierung, zum Beispiel zur Dekubitusprophylaxe, ist im pflegerischen Alltag von großer Bedeutung.

Oft werden aber die Extremitäten, wie Arme, Beine und der Kopf, nur ungenügend unterstützt und erfahren demnach nicht ausreichend Aufmerksamkeit.

Sie sind bei einer Positionierung stets zu beachten! Die Wahrnehmung, insbesondere über die Extremitäten, nimmt eine große Rolle in der Repräsentation des Körpers im Gehirn ein. Es wird eine größere Stabilität und Sicherheit wahrgenommen. Zudem bewirken diese Positionierungen der Extremitäten beim Patienten Bequemlichkeit, vermitteln Ruhe und können bei korrekter Durchführung sogar bewirken, dass der Patient in der bestimmten Liegeposition seinen Körper im Ganzen wahrnehmen kann.

Mit der Handtuch-Doppel-Rolle lassen sich die Extremitäten bei jeglicher Positionierung in eine bequemere und stabilere Position bringen. Dazu wird wieder zur vereinfachten Darstellung ein großes Handtuch (1 x 1,5 m) verwendet.

Das Handtuch wird der Länge nach zwei- bis dreimal längs gefaltet, von beiden Seiten gleichmäßig aufgerollt, anschließend im Ganzen gewendet (▶ Abb. 3.21) und mit einer Rolle links und rechts unter die Extremität gebracht, sodass diese im Handtuch gebettet liegt. Dadurch bekommt die Doppel-Rolle durch die aufliegende Extremität Stabilität, die gerollte Handtuchfläche kann nicht wegrollen und erzeugt so auf beiden Seiten eine Stabilisierung der Extremität.

Zur Positionierung einer Extremität eignet sich am besten ein großes Handtuch. Für den Kopf kann auch ein kleineres genügen.

Die Doppel-Rolle wird unter die gewählten Extremitäten platziert. Durch diese Stütze wird ein seitliches »Wegknicken« der Extremität verringert, die Muskeln können entspannen und der Patient kommt zur Ruhe.

Den gleichen Effekt hat die Doppel-Rolle auch bei der Lagerung des Kopfes. Durch die Stütze der Rollen wird ein seitliches Wegneigen des Kopfes reduziert und der Hals stabilisiert.

Abb. 3.21:
Stabilisierung durch Handtuch-Doppel-Rolle

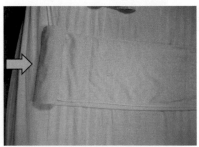

1.) Handtuch wird von den Seiten aus aufgerollt ...

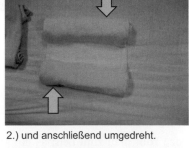

2.) und anschließend umgedreht.

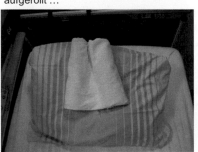

3.) Gut geeignet als Kopfstütze.

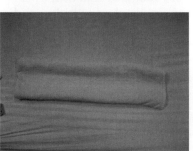

4.) Oder zur Stabilisierung der Extremitäten.

89

Die Handtuchrolle als Sitzstütze

Bei einer Schwäche durch keine ausreichende Rumpfstabilität, kann das Becken nicht dauerhaft in einer sitzenden Position an der Bettkante aufrecht gehalten werden. Ein Bettkanten-Sitz führt dann zu einem Zurücksinken in die Matratze und einer steigenden Instabilität für die betroffene Person. Deshalb fällt es vielen bettlägerigen, teil-mobilen Bewohnern oder Patienten schwer, länger an der Bettkante sitzen zu bleiben. Hinzu kommt, dass sie sich bei einem allmählichen Einsinken in die Matratze und dem damit verbundenen Zurückkippen des Beckens, unsicher fühlen und möglicherweise die Angst verspüren, wieder in das Bett zu fallen.

Gerade bei Situationen wie z. B. der Nahrungsaufnahme, ist es absolut notwendig, eine sitzende Position über einen gewissen Zeitraum aufrecht einnehmen zu können.

Hier bietet es sich an, in sitzender Position eine Handtuch-Rolle als Sitzstütze einzubringen.

Abb. 3.22: Handtuchrolle als Sitzstütze

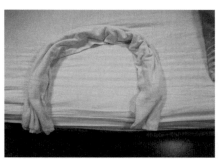

1.) Großes Handtuch wird zu einer „Wurst" aufgerollt …

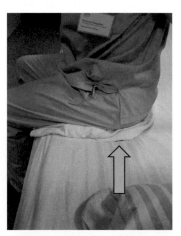

2.) und um das Gesäß des Patienten gelegt.

Dazu rollt man zum Beispiel ein großes Handtuch (Badehandtuch) längs auf und drückt dies leicht um das Gesäß des sitzenden Patienten herum (▶ Abb. 3.22). Dadurch wird dem Patienten die notwendige Stabilität und Sicherheit beim Sitzen gegeben. Das Kippen des Beckens nach hinten wird verhindert, die Unterstützungsfläche vergrößert und die Sitzposition kann länger gehalten werden. Bei Bedarf kann das Handtuch auch etwas unter die Oberschenkel gelegt werden, z. B. um eine Rutschgefahr zu minimieren oder seitlich die Oberschenkel zu stabilisieren.

Vorschlag zur Umsetzung

Die Wichtigkeit einer begleiteten und geleiteten Umsetzung durch Erlernen im Rahmen von Schulungen und Fortbildungen und der daraus folgenden sicheren Umsetzung kann nicht ausreichend betont werden. Für eine nachhaltige Umsetzung ist eine ausreichend hohe und begleitete Durchführungs-Anzahl der Techniken grundlegend. Hilfreich können Lernsettings im Rahmen eines Bobath-Grundkurses[5] und die Anleitung in der klinischen Praxis durch erfahrene, geschulte und weitergebildete Mitarbeiter sein.

Literatur

BIKA® (2017): Das Bobath-Konzept, http://www.bika.de/bobathkonzept.html, Abruf: 26.10.2017

BIKA® (2014): Leitlinie Rumpfwickel, http://www.bika.de/fileadmin/user_upload/¬ Dateien_Instruktoren/user_upload/Leitlinie_-_Hilfsmittel_Rumpfwickel.pdf, Abruf: 09.08.2018

Crevenna, R. (Hg.) (2017): Kompendium Physikalische Medizin und Rehabilitation. Diagnostische und therapeutische Konzepte. 4. Aufl. 2017. Berlin, Heidelberg, s.l.: Springer Berlin Heidelberg. Online verfügbar unter http://dx.doi.org/10.¬ 1007/978-3-662-49035-8

Dammshäuser, Birgit (2012): Bobath-Konzept in der Pflege. Grundlagen, Problemerkennung und Praxis. Elsevier, Urban & Fischer. München.

Friedhoff, M.; Schieberle, D. (2014): Praxis des Bobath Konzepts, Georg Thieme Verlag, Stuttgart

GKV (2014): Expertenstandard zur Förderung und Beweglichkeit in der Pflege, https://¬ www.gkv-spitzenverband.de/media/dokumente/pflegeversicherung/qualitaet_¬ in_der_pflege/expertenstandard/Pflege_Expertenstandard_Mobilitaet_Abschluss¬ bericht_14-07-14_finaleVersion.pdf. Abruf: 26.10.2017

Nusser-Müller-Busch, R. (Hrsg.) (2011): Die Therapie des Facio-Oralen Trakts. F.O. T.T. nach Kay Coombes. 3. Auflage. Springer-Verlag Berlin Heidelberg

Pickenbrock H, Ludwig VU, Zapf A, Dressler D. (2015): Conventional versus neutral positioning in central neurological disease - a multicenter randomized controlled trial. Dtsch Arztebl Int 2015; 112: 35–42

Simmel, S., Settner, M., Schmidt, J. et al. Trauma Berufskrankh (2017) 19: 170, https://doi.org/10.1007/s10039-017-0290-6

3.3 Handlungs- und Pflegeschwerpunkt: Selbstversorgung

Dagmar Nielsen

3.3.1 ATP-G bei Ernährung und Arzneimitteln

Regelmäßig zeigen Medikamente einen Einfluss auf die Ernährungssituation der Patienten. Die Auswirkungen sind vielschichtig, sie reichen von ungewollter Gewichtsabnahme über gastrointestinalen Symptomen bis zu Einschränkungen im Hinblick auf Vigilanz und Kognition. Das Outcome

---

5 siehe www.bika.de, Bobath-Grundkurs

kann aufgrund dessen negativ beeinflusst werden. Auch die Multimedikation für sich allein führt z. B. zu Inappetenz und einem damit verbundenen Gewichtsverlust mit der Gefahr der Malnutration. Ältere Menschen neigen zu Abbau von Muskelmasse, der sogenannten Sarkopenie.

Sarkopenie

Für gewöhnlich entsteht diese im Zusammenhang mit Immobilität. Ist jedoch die Zufuhr von Makro- und Mikronährstoffen zusätzlich durch die unerwünschte Arzneimittelwirkung (UAW) verringert, baut sich die Muskelmasse schneller ab. Der Begriff »Sarkopenie« leitet sich ab aus den griechischen Worten »sarx« (Fleisch) und »penia« (Verlust). Ältere Patienten bauen Muskeln nur unvollständig wieder auf. Ein gewisser Verlust von Muskelkraft ist zudem auch physiologisch. Ein 90-Jähriger besitzt z. B. nur noch 50 % der Muskelmasse eines 20-Jährigen. Ein Ausgleich ist verbunden mit einer intensiven Beschäftigung mit einer an die Bedarfe angepassten Ernährung und einem moderaten Krafttraining. Auch dann gelingt es meist nicht den Körper wieder ins Gleichgewicht zu bringen. Die Grafik zeigt die Zusammenhänge.

Abb. 3.23:
Sarkopenie, in Anlehnung an: numeas e. V. (2017)

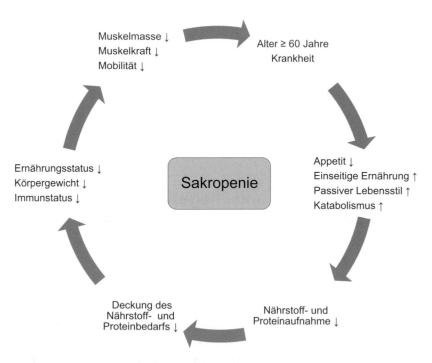

Frailty

Als Folge der Sarkopenie entsteht »Frailty«, was mit Gebrechlichkeit übersetzt werden kann. Es gibt verschiedene Kriterien, die erfüllt sein müssen, um davon sprechen zu können. Neben der Kraftlosigkeit und der Abnahme von körperlicher Aktivität, stehen ein Gewichtsverlust, eine verringerte Ganggeschwindigkeit und eine Abnahme der Handkraft im Mittelpunkt. Diese Symptome können weitere Folgen nach sich ziehen. Eine weitreichende Symptomatik ist die Zunahme der Sturzgefahr mit drohenden Frakturen und Immobilität. Die Aussage »bed is bad« ist neben verschiedenen anderen Maßnahmen eine der wichtigsten, um einer Frailty entgegen zu wirken.

Um die Ernährungssituation der geriatrischen Patienten optimal zu gewährleisten, gilt es auch die einzunehmenden Medikamente zu prüfen. Folgende Symptome sind häufig als Nebenwirkung von Medikamenten zu beobachten:

1. **Xerostomie**

   Xerostomie (Mundtrockenheit) führt neben einem unangenehmen Gefühl im Mund zu Problemen beim Kauen und Schlucken. Eine evtl. vorhandene Dysphagie kann noch verstärkt werden, da das Einspeicheln in der prä- und oralen Phase nicht effektiv ist. Zu wenig Speichel im Mund kann zur Agensie, dem Geschmacksverlust führen, da der für die Funktion der Geschmacksknospen notwendige Speichelsee nicht vorhanden ist. Es kann zu Läsionen im Mund, zu Mundgeruch und einem erhöhten Durstgefühl kommen.

   – **Parasympatholytika/Anticholinergika**

     Die Xerostomie ist bei der Einnahme von Anticholinergika typisch. Diese gehören zu der Gruppe der Parasympatholytika, welche die Aktivität des Parasympathikus (Vagus) dämpfen. Damit wird der Speichelfluss reduziert, was Mundtrockenheit erklärt. Eingesetzt werden Anticholinergika zur Behandlung von Parkinson. Sie sind weit verbreitet in der Behandlung der Dranginkontinenz und setzen auch die Aktivität der Blasenmuskulatur hinunter. Zudem nutzt man Scopolaminpflaster bei erhöhtem Speichelfluss, vermehrter Bildung von Bronchialsekret und einer Dysphagie.

   – **Neuroleptika**

     Auch Neuroleptika (Melperon, Haloperidol) und Antidepressiva (Mirtazapin, Doxepin) können den Speichelfluss reduzieren.

2. **Hypersalivation**

   Das Gegenteil, die *Hypersalivation* ist vorrangig ein soziales Problem, denn der erhöhte Speichelfluss kann zu unangenehmen Begleiterscheinungen wie Sabbern und feuchtem Sprechen führen. Wenn also die physiologische Speichelmenge von 0,5-1,5 L/d erhöht ist, so kann nicht jeder Mensch diese so einfach bewältigen. Eine Aspiration mit dramatischen Folgen wie einer Pneumonie ist denkbar. Medikamente, die die Speichelmenge erhöhen sind weniger stark vertreten. Beispielsweise zu nennen ist das Parasympathomimetikum Distigminbromid, welches man bei Miktionsstörungen einsetzt.

3. **Nausea und Emesis**

   Nausea und *Emesis* (Übelkeit und Erbrechen) führen neben der Abnahme der Nahrungsaufnahme auch zu einem Flüssigkeitsverlust. Über derlei Beschwerden klagen Patienten, die Schmerzmittel einnehmen. Insbesondere NSAR (nichtsteroidale Antirheumatika) wie Ibuprofen und Diclofenac sind die Ursache.

4. **Inappetenz**
   Aber auch Acetylsalicylsäure-Konsum kann den Magen belasten, des Weiteren Antibiotika. Allgemeine *Inappetenz* durch Multimedikation verringert insgesamt die Energiezufuhr und führt zur ungewollten Gewichtsabnahme.

5. **Obstipation**
   Obstipation kann Appetitlosigkeit hervorrufen und birgt eine Ileusgefahr. Diese kann durch Betäubungsmittel wie Morphin und Fentanyl verursacht werden. Auch die Anticholinergika spielen wieder eine Rolle.

6. **Diarrhö**
   Diarrhö hat Nährstoff- und Flüssigkeitsverlust zur Folge und kann auch zur Inkontinenz führen. Verursachende Medikamente sind hier der Missbrauch von Laxanthien und Antibiotika.

7. **Vigilanzminderung**
   Das Problem der *Vigilanzminderung* verringert wiederum insgesamt die Energiezufuhr mit daraus folgender Gewichtsabnahme. Psychopharmaka sind hier an erster Stelle zu nennen. Jedoch auch einige Medikamente bei Herzerkrankungen können zu verstärkter Müdigkeit führen. Dies gilt z. B. für Betablocker (Metoprolol) und ACE-Hemmer (Ramipril). Es gilt dabei immer auf die therapeutisch notwendige Dosierung zu achten mit den geringsten unerwünschten Arzneimittelwirkungen (UAW).

Einnahmehinweise und ihre Auswirkungen

Ein weiterer Aspekt bei Medikamenten sind die Einnahmehinweise im Hinblick auf die Ernährungsgewohnheiten.

- Nahrungsmittel wie z. B. Milchprodukte beeinträchtigen die Wirkung von Medikamenten. Damit riskiert man eine verminderte Resorption der Wirkstoffe. Die dann ungenügende Wirkung kann zu einer unnötigen Erhöhung der Dosis mit daraus resultierenden UAW führen. Milchprodukte können mit Hilfe des enthaltenen Kalziums eine Bindung mit Wirkstoffen eingehen, so dass diese dem Körper nicht zur Verfügung stehen. Dies gilt insbesondere bei Antibiotika und bei Biophosphonaten, also Medikamenten gegen Osteoporose (Alendronsäure).
- Antibiotika und Biophosphonate sollte man nur mit Leitungswasser einnehmen, da auch Mineralwasser Kalzium enthält.
- Die Vorgehensweise Medikamente mit Joghurt einzunehmen kann ebenso zum Wirkstoffverlust führen, deswegen ist es am Sichersten, darauf zu verzichten.
- Grundsätzlich bietet sich als Alternative Apfelmus an.
- Grapefruitsaft kann bei vielen Präparaten die Wirkung dramatisch verstärken. Deswegen sollte bei jeglichem Konsum von Medikamenten

auf diesen Fruchtsaft komplett verzichtet werden. Als Flüssigkeit zum Schlucken bietet sich ein Glas Leitungswasser an.

- Zuwenig Flüssigkeit kann das vollständige Abschlucken der Tabletten verhindern, wodurch diese dann am Kehlkopf oder in der Speiseröhre kleben bleiben.
- Der Einnahmezeitpunkt kann außerdem die Medikamentenwirkung beeinflussen. Manche wirken nur auf nüchternen Magen, dies bedeutet 30–60 Minuten vor dem Essen oder nach dem Essen ist eine Pause von 2 Stunden einzuhalten.
- Die Einnahmehinweise dazu entnimmt man dem Beipackzettel, diese Informationen sind zu lesen.

Letztendlich ist das Ziel, dass die Pflegende fachlich so qualifiziert ist, dass sie bei der Anwendung von ATP-G in der Lage ist, die Ernährungssituation in Zusammenhang mit der Medikation zu bringen und die Interventionen der Pflege entsprechend anpasst. Auch die Ernährungsgewohnheiten des Patienten gilt es im Hinblick auf die Medikamentenwirkung in Verbindung zu bringen.

Literatur

Elsevier (Hrsg.) (2015): Arzneimittellehre, Weisse Reihe, 10. Auflg., Urban & Fischer, München
Tannen, A.; Schütz, T. (Hrsg) (2011): Mangelernährung. Problemerkennung und pflegerische Versorgung, Kohlhammer, Stuttgart
Numeas e.V. für Ernährungsmedizin, Bewegung und Sport (2017): Website: http://¬ numeas.de/de/impressum/, Abruf: 06.09.2017

3.3.2 Ausscheidungen

In dem folgenden Fallbeispiel soll deutlich gemacht werden wie sich die Eingruppierung in eine Bedarfsgruppe innerhalb des Aufenthaltes auf der geriatrischen Station verändern kann. Erläutert wird dies mit Hilfe des Themas Ausscheidung, das als Unterpunkt zum Handlungs- und Pflegeschwerpunkt Selbstversorgung gehört.

Fallbeispiel: Patientenvorstellung

Die 90-jährige Patientin war nach einem Sturz in ihrer Wohnung von einem Mitarbeiter des Ambulanten Pflegedienstes aufgefunden worden. Zunächst zeigte sich eine Blickwendung nach rechts, sie zeigte keine Umsetzung von Anforderungen und sprach nicht. Sie war somnolent, aber erweckbar und es zeigte sich eine diskrete Schwäche der linken Körperhälfte.

Bildgebende Diagnostik konnte sowohl eine cerebrale Krampfbereitschaft als auch eine intrakranielle Blutung ausschließen.

Die Diagnose lautete subkortikale arteriosklerotische Enzephalopathie (SAE), eine Mikroangiopathie, die mit Gedächtnisstörungen, Par-

95

esen und Bewusstseinsstörungen einhergeht. Bei der Patientin zeigte sich beim anschließenden Aufenthalt auf der Stroke Unit eine leichte Dysphagie, Immobilität und Stuhlinkontinenz. Zur sicheren Bilanzierung erhielt sie einen transurethralen Dauerkatheter.

Patientin in der Geriatrie

- Die Verlegung in die Geriatrie erfolgte bereits vier Tage nach dem Akutereignis.
- Zur weiteren Anamnese war bekannt, dass die Patientin bisher mobil am Rollator gewesen war.
- Sie bewegte sich sicher in ihrer Wohnung und in Begleitung auch außerhalb des Hauses, wofür sie drei Treppenstufen überwinden musste.
- Die Toilette suchte sie selbständig auf, eine leichte Urininkontinenz kompensierte sie mit Hilfe von aufsaugenden Inkontinenzmaterialien unabhängig.
- Zweimal täglich kam zur pflegerischen und hauswirtschaftlichen Unterstützung ein Mitarbeiter eines Ambulanten Pflegedienstes.
- Soziale Kontakte bestanden engmaschig zum Sohn und seiner Familie.
- Eine Patientenverfügung und eine Vorsorgevollmacht lagen nicht vor.

Einordnung in die Bedarfsgruppe

- Die Patientin kommt mit schwersten Einschränkungen zur Aufnahme. Im ersten Moment scheint sie so somnolent, dass von Ressourcen nur auf niedrigstem Niveau ausgegangen werden kann. Jedoch ist in wachen Phasen durchaus Potenzial zu erkennen, was wiederum den Aufenthalt in der Geriatrie bestätigt.
- Sie benötigt bei fast allen Aktivitäten Hilfestellung, führt Bewegungen offensichtlich nur unbewusst durch.
- In den Bereichen der Unterstützung von Körperpflege und Ausscheidung bedarf es für Mobilisation und Positionswechsel zwei geschulte Fachkräfte.
- Ihre Ressourcen kann sie nicht selbständig abrufen. Vor allen Dingen ist Fazilitation als Methode oder Technik notwendig. Die Fazilitation dient der Anbahnung von physiologischen Bewegungsabläufen (▶ Kap. 3.2.1). Zunächst konnte dieses Hinführen zu Aktivitäten schwerpunktmäßig nur taktil erfolgen. Mit rein verbalen Aufforderungen war sie überfordert.
- Durch ihr hohes Körpergewicht mit einem BMI von 31 waren alle Tätigkeiten noch zusätzlich erschwert.
- Sicherheitsbedenken erfordern eine überwiegende Beaufsichtigung bei der Ausführung der Aktivitäten.
- Damit gehört sie in die Bedarfsgruppe 4.

Pflegeplanung

Erste Woche Ausscheiden

Ressourcen:

- Die Patientin kann sich bei ungewolltem Stuhlabgang melden, wenn jemand in der Nähe ist.
- Patientin äußert gezielt Stuhldrang, wenn jemand in der Nähe ist.
- Patientin kann sich auf dem Steckbecken entleeren, wenn rektale Maßnahmen zur Förderung des Stuhlganges durchgeführt werden.
- Bittet um Reinigung des Intimbereiches bei Verschmutzung.

Probleme:

- Die Patientin kann die Klingel nicht zielgerichtet benutzen.
- Die Patientin ist hör- und sehbehindert.
- Sie kann nur mit aufwändiger Unterstützung mobilisiert werden.
- Sie hat unkoordinierte Aufstehtendenzen bei Stuhldrang.
- Die Zeit zwischen der Äußerung der Patientin und dem Mobilisieren auf den Toilettenstuhl oder das Steckbecken ist zu lang, so dass der Drang dann nachgelassen hat.
- Die Mobilisation der Patientin ist für diese so energieraubend, dass die Kraft zur Nutzung der Bauchpresse nicht mehr ausreicht.
- Die Nahrung der Patientin ist sehr ballaststoffarm.
- Sie leidet aufgrund der geringen Beweglichkeit unter starkem Meteorismus.
- Die Patientin trinkt nur kleine Mengen angedickte Getränke, da diese ihr nicht schmecken.
- Die Vigilanz schwankt stark, es kommt tagsüber zu langen Tiefschlafphasen.
- Sie manipuliert an der Harnableitung, da der Fremdkörper sie stört.

Ziele:

- Die Patientin setzt die Klingel zielgerichtet ein, wenn sie Unterstützung benötigt.
- Die Patientin kann sich akustisch und visuell orientieren.
- Die Mobilisation gelingt in einem zeitlich akzeptablen Rahmen von 10–15 Minuten.
- Die Patientin wird belastbarer.
- Stürze werden vermieden.
- Die Nahrung enthält einen für eine geregelte Verdauung notwendigen Anteil von Ballaststoffen.
- Sie wird von den quälenden Darmwinden befreit.
- Die Patientin kommt auf eine tägliche Einfuhr von 1,5–2 Liter.
- Die irritierende Harnableitung ist nicht mehr notwendig.
- Die wachen Phasen am Tag erhöhen sich.

97

4 Evaluation eines Praxiskonzeptes: Aktivierend-therapeutische Pflege in der Geriatrie

Stefanie Czemplik, Lisa Gödecker

4.1 Einleitung

In diesem Beitrag wird das Forschungsprojekt der Studentinnen Stefanie Czemplik, Lisa Gödecker und Andrea Kaden aus dem Master-Studiengang ›Gesundheits- und Pflegewissenschaften‹ der Martin-Luther-Universität Halle-Wittenberg mit fachlicher Beratung durch Dr. Patrick Jahn vorgestellt. Inhaltlich setzt sich dieses Projekt mit dem Konzept der Aktivierend-therapeutischen Pflege in der Geriatrie (ATP-G) auseinander, dessen Entwicklung vom Bundesverband Geriatrie e. V. initiiert wurde. Dieses Konzept sollte die speziellen Anforderungen des geriatrischen Patienten fokussieren und praxisorientiert sein. Hierzu wurde eine Arbeitsgruppe bestehend aus Medizinern und Pflegenden gebildet, die den Auftrag erhielt, ein spezielles Pflegekonzept für geriatrische Patienten zu entwickeln (Bundesverband Geriatrie 2010). In dem Forschungsprojekt wurde über einen hermeneutisch interpretativen Ansatz geprüft, inwieweit das ATP-G-Konzept der Arbeit in der pflegerischen Praxis entspricht.

4.2 Theoretischer Rahmen und Forschungsstand

Die demographische Entwicklung wird vielfach diskutiert und das Alter in diesem Zusammenhang als größter Kostenfaktor für das Gesundheitssystem betrachtet (Niehoff 2008: 98 zit.n. Schmacke 2012: 36). Im Jahr 2030 wird in Deutschland mit einer Gesamtbevölkerung von 77,4 Millionen Menschen gerechnet, von denen ca. 22,4 Millionen 65 Jahre und älter sein werden (Statistisches Bundesamt 2009). Mit zunehmendem Alter steigt auch die Wahrscheinlichkeit pflegebedürftig zu werden (Statistisches Bundesamt 2013: 8 ff.). Daher gewinnen die Versorgungsbereiche der Geriatrie, insbesondere die geriatrische Rehabilitation, zunehmend an Bedeutung. Diese hat sich im Bereich der medizinischen Rehabilitation als eigener Versorgungszweig herausgebildet (Hotze & Winter 2011). Zentrale Ziele für die Rehabilitation sind das Erreichen größtmöglicher Teilhabe am

gesellschaftlichen Leben und die Prävention oder Abmilderung von Pflegebedürftigkeit (Hotze & Winter 2011).

Das Konzept der ATP-G wurde für den stationären Bereich entwickelt.
Im stationären Setting findet die geriatrische Rehabilitation sowohl nach
§ 109 SGB V in der Akutversorgung in spezialisierten Krankenhausabteilungen im Sinne einer Frührehabilitation, als auch nach § 111 SGB V in
geriatrischen Rehabilitationskliniken statt. Im Jahr 2010 wurden ca.
300.000 geriatrische Patienten in 17.111 auf den Bereich spezialisierten
Betten behandelt (Swoboda & Sieber 2010).

Bislang liegen im internationalen Raum nur wenige Studien mit einer
zumeist geringen Evidenz vor, die sich mit dem pflegerisch-therapeutischem
Handeln in der geriatrischen Rehabilitation beschäftigen. Der Fokus dieser
Studien liegt hierbei vor allem auf dem Vergleich spezieller Rehabilitati-
onsprogramme mit der herkömmlichen Rehabilitation (Coleman 2012;
Demers 2004; Fox 2012; Hershkovitz 2003; Johansen 2011; Kehusmaa
2010; Pereira 2010; Resnick 2009; Stott 2006). Die Studien von McKenzie
(2011), Masters (2012) und Chang (2003) befassen sich mit der Identifi-
zierung von Prioritäten, Pflegeverständnis und Bedürfniswahrnehmung
Pflegender in der geriatrischen Rehabilitation. Einige qualitative Studien
befassen sich mit dem Pflegeverständnis in geriatrischen Rehabilitations-
einrichtungen (Atwal 2006; Galarneau 2005; Moats 2007). Deutschspra-
chige Untersuchungen, welche sich aus pflegefachlicher Perspektive mit den
speziellen Bedürfnissen und Erfordernissen in der geriatrischen Rehabilitation oder der Aktivierend-therapeutischen Pflege in der Geriatrie beschäftigen, liegen bislang nicht vor.

Auch das Konzept der ATP-G wurde zuvor nicht wissenschaftlich
überprüft. Daher sollen in diesem Forschungsprojekt die Inhalte, die sich in
der praktischen Umsetzung des Konzeptes der ATP-G zeigen, herausgefiltert werden. In der Beschreibung des ATP-G-Konzeptes wird als übergeordnetes Ziel die Wiedererlangung der individuell größtmöglichen Mobilität, Selbstständigkeit und Teilhabe, im Idealfall, wie diese vor der
aktuellen Verschlechterung bestand, angestrebt (Bundesverband Geriatrie
2010). Im Mittelpunkt steht die aktivierende und therapeutische Pflege, die
den geriatrischen Patienten befähigen soll, diese Zielsetzung zu erreichen
(Bundesverband Geriatrie 2010). Als Kernstück des Konzeptes der Aktivierend-therapeutischen Pflege in der Geriatrie wurden drei Aspekte
herausgearbeitet, auf die sich das pflegerische Handeln stützt: Beziehungsarbeit, Selbstversorgung und Bewegung (Bundesverband Geriatrie 2010).
Zusätzlich zu den drei Schwerpunktkomplexen werden in dem Konzept der
ATP-G vier Bedarfsgruppen beschrieben, die sich aus den bestehenden
Einschränkungen und Defiziten ergeben und daher auch einen unterschiedlichen Unterstützungsbedarf haben (Bundesverband Geriatrie 2010).

Es ist zu diesem Zeitpunkt nicht bekannt, inwiefern die im Konzept
beschriebenen Aspekte die Komplexität des tatsächlichen aktivierend-
pflegetherapeutischen Handelns in der geriatrischen Rehabilitation umfassend widerspiegeln. Weiterhin besteht ein Wissensdefizit, ob das entwi-
ckelte Konzept der ATP-G tatsächlich das mehrheitliche Pflegeverständnis

derjenigen erfasst, die dieses Konzept umsetzen und es somit tatsächlich eine Praxisorientierung beinhaltet. Daher wurden in dem vorgestellten Forschungsprojekt die folgenden Forschungsfragen formuliert.

Welches sind die charakteristischen Merkmale der Aktivierend-therapeutischen Pflege in der Geriatrie?

Welche bedeutsamen Elemente des Pflegeverständnisses professionell Pflegender in der stationären geriatrischen (Früh-)Rehabilitation lassen sich hieraus zur wissenschaftlich-theoretischen Fundierung des ATP-G-Konzeptes ableiten?

4.3   Methodisches Vorgehen

Es wurde eine hermeneutisch interpretative Herangehensweise gewählt. Diese eignet sich besonders da, wo wenig über den eigentlichen Gegenstand der Forschung bekannt ist und ein Hineinversetzen in den Gegenstand und die Zusammenhänge erforderlich ist (Mayring 2010: 17). Dem Vorgehen liegt die theoretische Grundannahme der sozialwissenschaftlichen Hermeneutik zugrunde. Diese befasst sich mit dem Phänomen des Verstehens, d. h. einer Erfahrung einen Sinn verleihen. Im wissenschaftlichen Kontext umfasst das Verstehen auch noch das Bewusstwerden der Voraussetzungen und der Methoden dieses Prozesses. Der Forscher rekonstruiert bereits bestehende Konstruktionen aus dem Alltag, wie Routinen oder Wissensbestände (Soeffner 2013: 164 f.). Um sich den Wissensbeständen und Routinen der praktischen Umsetzung der Aktivierend-therapeutischer Pflege in der Geriatrie zu nähern, wurden 12 professionell Pflegende mit mind. zweijähriger beruflicher Erfahrung in diesem Bereich gezielt für die Interviews ausgewählt.

Auf Grundlage einer internationalen Literaturrecherche wurde ein semistrukturierter Interviewleitfaden entwickelt. Dieser sollte die Inhalte des ATP-G-Konzeptes in offenen, erzählgenerierenden Fragen aufgreifen, um eine zu starke Fokussierung oder Neigung zu sozial erwünschten Antworten zu vermeiden (Flick 2012) und gleichzeitig die Gefahr des Abschweifens vom Forschungsgegenstand zu verhindern. Um Besonderheiten während des Interviews für die spätere Auswertung zu fixieren und Fakten bzgl. des Alters, Geschlechts und der Qualifikation festzuhalten, wurden zudem ein Postskript und Nachbefragungsbogen angelegt (Helfferich 2011).

Nach einer Vorauswahl von zehn Einrichtungen durch den Bundesverband Geriatrie e. V. wurden drei Einrichtungen in einem Losverfahren ausgewählt, in denen jeweils vier Interviews stattfanden. Die Auswahl der Teilnehmer sollte durch die Forschergruppe vor Ort erfolgen. Dies war allerdings in zwei Einrichtungen, aufgrund der personellen Besetzung, nicht möglich. Die geführten Interviews wurden mit einem Tonband aufgezeichnet und anschließend nach zuvor festgelegten Regeln transkribiert. Die Auswertung erfolgte mittels der kategorienbildenden, qualitativen Inhaltsanalyse. Im Rahmen der Kategorienbildung erfolgte eine das Ausgangsmaterial objektivierende und zusammenfassende Bündelung der Daten (Mayring 2010).

4.4   Ergebnisse

Im Rahmen dieses Beitrags werden die Hauptelemente der Aktivierend-therapeutischen Pflege in der Geriatrie mittels der identifizierten Kategorien beschrieben. Die folgende Abbildung (▶ Abb. 4.1) stellt die Zusammenhänge der Hauptkategorien in Bezug auf das Konzept der Aktivierend-therapeutischen Pflege in der Geriatrie dar.

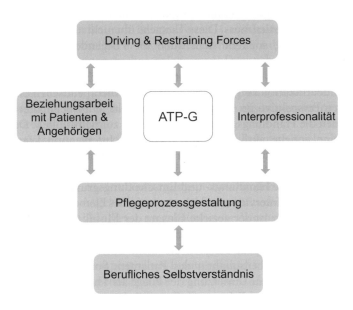

Abb. 4.1: Zusammenhang der Hauptkategorien zum ATP-G-Konzept

In der Gestaltung des Pflegeprozesses wurde von fast allen der interviewten Pflegefachkräfte dargelegt, dass im Mittelpunkt der Aktivierend-therapeutischen Pflege in der Geriatrie der Erhalt der Selbstpflegefähigkeit und das alltagsorientierte Training bei Selbstpflegedefiziten liegt. Der Fokus der pflegerischen Zielsetzung liegt demzufolge auf Alltagstätigkeiten, die der Patient benötigt, um in seinem gewohnten Umfeld agieren zu können. Es geht hierbei hauptsächlich darum, die vorhandenen Fähigkeiten zu erhalten und einer Verschlechterung vorzubeugen. Somit kann der Aktivierend-therapeutischen Pflege in der Geriatrie auch ein präventiver Charakter zugeschrieben

alten Menschen hemmen. Es werden eindeutig Prioritäten gesetzt, welcher Patient an welchem Tag aktivierend-therapeutisch betreut und gepflegt wird und bei welchen Patienten eine Übernahme der Pflege stattfinden kann, da eine Aktivierend-therapeutische Pflege mit einem höheren Zeitaufwand einhergehen würde. Ein weiterer Faktor, der mit einem hohen zeitlichen Aufwand verbunden ist, stellt der Umfang der Dokumentation dar. Den Pflegenden ist die Bedeutung der Dokumentation bewusst, dennoch sehen sie darin einen Verlust der Zeit, die sie gemeinsam mit dem Patienten investieren könnten. Abgesehen von den Rahmenbedingungen sind auch kognitive Einschränkungen bei der Durchführung der Aktivierend-therapeutischen Pflege hinderlich, da teilweise die Anleitung des Pflegepersonals nicht mehr oder nur unzureichend umgesetzt werden kann.

Dennoch werden von den Interviewten auch fördernde Faktoren (*Driving Forces*) beschrieben. Somit wirken aktivierend-therapeutische Erfolge als Motivatoren für die tägliche Arbeit in der geriatrischen (Früh-) Rehabilitation. Eine wertschätzende Haltung des Managements wird von vielen Pflegenden als Bestärkung wahrgenommen. Einige der interviewten Pflegenden betonen die Vielseitigkeit und die Abwechslung in der Geriatrie als wichtigen und motivierenden Bestandteil des pflegerischen Alltags. Um den Herausforderungen in der Geriatrie gerecht werden zu können, unterstützen zahlreiche Fort- und Weiterbildungsangebote die Realisierung des Pflegeauftrages im Sinne der Aktivierend-therapeutischen Pflege in der Geriatrie.

4.5   Diskussion und Ausblick

Sowohl in der internationalen Literatur, als auch im vorgestellten ATP-G-Konzept werden die Wichtigkeit der emotionalen, psychosozialen Unterstützung, insbesondere der Motivation und die Stärkung der Unabhängigkeit und Selbstständigkeit des geriatrischen Patienten betont (Atwal et al. 2006, Bundesverband Geriatrie 2012). In der Begriffsbestimmung wird die Motivation, ein Kernaspekt der emotionalen Unterstützung, als Voraussetzung für das weitere pflegerische Handeln beschrieben (Bundesverband Geriatrie 2012). Aus den Interviews konnte als Schwerpunkt der pflegerischen Arbeit und Ausgangspunkt für weitere therapeutische Maßnahmen die tägliche Motivation des geriatrischen Patienten, die Selbstpflegefähigkeit gezielt zu verbessern und zu stärken sowie Erlerntes zu wiederholen, herausgefiltert werden.

Eine weitere wichtige Voraussetzung für eine individuelle Förderung und Zusammenarbeit mit dem geriatrischen Patienten ist die Berücksichtigung persönlicher Ressourcen. Dies wurde sowohl im ATP-G Konzept (Bundesverband Geriatrie 2012), als auch von den interviewten Pflegefachkräften beschrieben. Betrachtet man Konzepte wie das der Adhärenz, als Weiterentwicklung der Compliance erschließt sich, dass auch in der Literatur der Fokus immer mehr auf eine Berücksichtigung dieser Ressourcen und des stärkeren Einbezugs des Patienten in pflegerische, medizinische und therapeutische Entscheidungen gelegt wird (Sauter et al. 2011).

Hindernisse für eine gelingende Umsetzung der rehabilitativen, insbesondere der aktivierend-therapeutischen Arbeit, sind die Multimorbidität und die schwankende Tagesform eines geriatrischen Patienten (Oswald et al. 2006). In dem hier vorgestellten Forschungsprojekt zeigte sich, dass die Interviewten es als wichtige Kompetenz betrachten, diese pflegerischen und therapeutischen Grenzen anzuerkennen. Somit kann und darf es z. B. bei stark eingeschränkter Aktivierungsfähigkeit, wie sie im Konzept mit der Bedarfsgruppe 4 beschrieben ist, trotz therapeutischer Anbahnung von Ressourcen im alltäglichen Handeln zur Belastungsreduzierung mittels kompensatorischer Übernahme der Mobilisation und des Positionswechsels kommen.

Im beruflichen Selbstverständnis der interviewten Pflegenden konnte die Verinnerlichung des Gedankens der Hilfe zur Selbsthilfe identifiziert werden, wie sie auch in der Begriffsbestimmung des ATP-G-Konzeptes erläutert wird (Bundesverband Geriatrie 2012). In der Umsetzung der Hilfe zur Selbsthilfe wird die Pflege als therapeutisches Element anerkannt und durchgeführt. Dabei nimmt der Aspekt der Bewegung als wesentliche Voraussetzung zum Erhalt der Selbstständigkeit einen hohen Stellenwert ein (Oswald et al. 2006). Daher wurde der Aspekt der Mobilisation als ein Kernstück in das ATP-G-Konzept aufgenommen (Bundesverband Geriatrie 2012) und wird auch in der Praxis besonders berücksichtigt. Den Orientierungsrahmen bei den Zielvereinbarungen in der aktivierend-therapeutischen, rehabilitativen Arbeit bieten der persönliche Bedarf und die persönlichen Bedürfnisse des geriatrischen Patienten sowie die vorangegangenen Leistungen. Übergeordnete Ziele sind, wie im ATP-G-Konzept und der Literatur beschrieben, die Förderung bzw. der Erhalt der größtmöglichen Mobilität, Selbstständigkeit und Teilhabe (Bundesverband Geriatrie, 2012; Hotze, Winter, 2011).

Die Bedeutung der interdisziplinären Zusammenarbeit im multiprofessionellen Team konnte als weiterer Kernaspekt aus den Interviews gefiltert werden. Den Pflegenden kommt hierbei eine zentrale Rolle zu, da sie Tag und Nacht im Kontakt mit den Patienten stehen und durch eine zielführende Anleitung die Durchführung des Erlernten übernehmen (Betting et al. 2006). Um die interdisziplinäre Zusammenarbeit effizient zu gestalten, bedarf es einer regelmäßigen Absprache zwischen den unterschiedlichen Berufsgruppen (Betting et al. 2006). Von den Interviewten wurde als wichtiger Erfolgsfaktor auch die Kommunikation innerhalb des Teams benannt.

Allgemein ist festzuhalten, dass das beschriebene ATP-G-Konzept mit dem Bild in der Praxis und der internationalen Literatur übereinstimmt. Die interviewten Pflegenden versuchen dieses Konzept in ihrer täglichen Arbeit umzusetzen. Um die Aktivierend-therapeutische Pflege verwirklichen zu können, sind fördernde strukturelle Rahmenbedingungen und ein ausreichendes Maß an Personal und Zeit zu schaffen. Nahezu alle Interviewten bemängeln, dass derzeit aufgrund des Zeitmangels in der Pflege eine lernfördernde Atmosphäre für den alten Menschen nur eingeschränkt besteht. Die Frage sollte nun sein, wie man die bestehenden Strukturen positiv beeinflussen und entwickeln kann, um im Hinblick auf die sich stetig verändernde Altersstruktur im stationären Versorgungsbereich die zuvor beschriebenen Ziele umsetzen zu können.

Zu den Limitationen der Erhebung ist die eingeschränkte Auswahl der Interviewteilnehmer aufgrund organisatorischer Rahmenbedingungen in zwei der Einrichtungen zu nennen. Weiterhin stellt der auf 12 Personen begrenzte Umfang der befragten Pflegefachkräfte eine Einschränkung im Hinblick auf die Generalisierbarkeit dar. Daher ist eine weiterführende Forschung, in Form von vertiefenden Befragungen der professionell Pflegenden in der Praxis und auch der geriatrischen Patienten zu den Inhalten der pflegerischen Praxis unbedingt empfehlenswert, um eine Generalisierbarkeit der Ergebnisse herzustellen. Hierzu sollte das ATP-G-Konzept weiter in die Praxis zur nachhaltigen Implementierung transportiert werden, um die Alltagstauglichkeit weiter zu prüfen und das Konzept ggf. zu modifizieren und theoretisch zu fundieren. So ist z. B. zu prüfen, inwieweit sich das ATP-G-Konzept mit anderen Pflegetheorien und -konzepten deckt und/oder kombinieren lässt. Ansatzpunkte bieten die von den interviewten Pflegenden benannten Konzepte wie Bobath, Basale Stimulation oder Kinästhetik, oder übergeordnete Theorien wie die ICF, die sich explizit mit dem Aspekt der Förderung von Selbstpflegefähigkeit befasst.

Literatur

Atwal, A.; Tattersall, K. et al. (2006): Multidisciplinary perceptions of the role of nurses and healthcare assistants in rehabilitation of older adults in acute health care. J Clin Nurs. 2006;15(11):1418–25.

Betting, C.; Dapp, U.; Ernst, R. et al. (2006): Arbeitshilfe zur geriatrischen Rehabilitation. Schriftenreihe der Bundesarbeitsgemeinschaft für Rehabilitation, Heft 6

Bundesverband Geriatrie e. V. (Hrsg.) (2012): Begriffsbestimmung Aktivierend-therapeutische Pflege. http://www.bv-geriatrie.de/downloads/Begriffsbestimmung_¬AktTherPflege_Final.pdf [12.03.2013]

Bundesverband Geriatrie e. V. (Hrsg.) (2010): Aktivierend Therapeutische Pflege in der Geriatrie (ATP-G). Ein Pflegemodell in der Geriatrie. Bezug über Bundesverband Geriatrie e. V.

Chang, E.; Ho, CK. et al. (2003): A study of clinical nursing research priorities in aged care: a Hong Kong per-spective. Contemp Nurse. 2003;15(3):188–98.

Coleman, SA.; Cunningham, CJ. et al. (2012): Outcomes among older people in a post-acute inpatient rehabilitation unit. Disabil Rehabil. 2012;34(15):1333–8.

Demers, L.; Ska, B. et al. (2004): Development of a conceptual framework for the assessment of geriatric reha-bilitation outcomes. Arch Gerontol Geriatr. 2004;38(3):221–37.

Flick, U. (2012): Qualitative Sozialforschung. Eine Einführung. 5. Aufl., Rowohlt Taschenbuch Verlag Reinbek bei Hamburg

Fox, MT.; Persaud, M. et al. (2012): Effectiveness of acute geriatric unit care using acute care for elders components: a systematic review and meta-analysis. J Am Geriatr Soc. 2012;60(12):2237–2245.

Galarneau, LD.; Campton, TK. et al. (2005): Gerontological nursing roles within the Southeastern Regional Geriatric Program. Perspectives 2005;29(2):5–11.

Helfferich, C. (2011): Die Qualität qualitativer Daten. Manual für die Durchführung qualitativer Interviews. 4. Aufl., Wiesbaden: VS Verlag für Sozialwissenschaften.

Hershkovitz, A.; Gottlieb, D. et al. (2003): Programme evaluation of a geriatric rehabilitation day hospital. Clin Rehabil. 2003;17(7):750–5.

Hotze, E.; Winter, C. (2011): Pflege in der Rehabilitation. In: Handbuch Pflegewissenschaft, Schaeffer D, Wingenfeld K (Hrsg.), S. 543–560, Juventa Verlag Weinheim und München

Johansen, I.; Lindbaek, M. (2011): Effective rehabilitation of older people in a district rehabilitation centre. J Rehabil Med. 2011;43(5):461–4.

Kehusmaa, S.; Autti-Rämö, I. et al. (2010): Economic evaluation of a geriatric rehabilitation programme: a randomized controlled trial. J Rehabil Med. 2010;42 (10):949–55.

Masters, S.; Gordon, J. et al. (2012): Coaching Older Adults and Carers to have their preferences Heard (COACH): A randomised controlled trial in an intermediate care setting (study protocol). Australas Med J. 2012;5(8):444–54.

Mayring, P. (2010): Qualitative Inhaltsanalyse. Grundlagen und Techniken. 11. Aufl. Weinheim und Basel: Beltz Verlag.

McKenzie, JA.; Blandford, AA. et al. (2011): Hospital nurses' perceptions of the geriatric care environment in one Canadian health care region. J Nurs Scholarsh. 2011;43(2):181–7.

Moats, G. (2007): Discharge decision-making, enabling occupations, and client-centred practice. Can J Occup Ther. 2007;74(2):91–101.

Oswald, WD.; Ackermann, A.; Gunzelmann, T. (2006): Effekte eines multimodalen Aktivierungsprogrammes (SimA-P) für Bewohner von Einrichtungen der stationären Altenhilfe. Zeitschrift für Gerontopsychologie & -psychiatrie, 19 (2), 2006, 89–101.

Pereira, SR.; Chiu, W. et al. (2010): How can we improve targeting of frail elderly patients to a geriatric day-hospital rehabilitation program? BMC Geriatr. 2010; 3;10:82.

Resnick, B.; Gruber-Baldini, AL.; et al. (2009): Changing the philosophy of care in long-term care: testing of the restorative care intervention. Gerontologist. 2009;49(2):175–84.

Sauter. D.; Abderhalden, C.; Needham, I.; Wolff, S. (2011): Lehrbuch psychiatrische Pflege. 3., vollständig überarbeitete Auflage. Bern: Hans Huber.

Stott, DJ.; Buttery, AK. et al. (2006): Comprehensive geriatric assessment and home-based rehabilitation for elderly people with a history of recurrent non-elective hospital admissions. Age Ageing. 2006;35(5):487–91.

Mayring, P. (2010): Qualitative Inhaltsanalyse. Grundlagen und Techniken. 11. Aufl. Weinheim und Basel: Beltz Verlag.

Schmacke (2012): Alter und Krankheit: eine Frage neuer Versorgungsformen, nicht nur für alte Menschen. In: Günster C, Klose J, Schmacke N(Hg.): Versorgungs-Report 2012. Schwerpunkt: Gesundheit im Alter. 33–50. Stuttgart: Schattauer.

Soeffner (2013): Sozialwissenschaftliche Hermeneutik. In: In: Flick U, von Kardorff E & Steinke I (Hg.): Qualitative Forschung. Ein Handbuch. 10. Aufl. 164–175. Reinbek bei Hamburg: Rowohlt Taschenbuch Verlag.

Statistisches Bundesamt (2009): Bevölkerungsvorausberechnung für Deutschland, Online verfügbar unter: https://www.destatis.de/DE/ZahlenFakten/Gesellschaft¬Staat/Bevoelkerung/Bevoelkerungsvorausberechnung/Tabellen/Vorausberechnung¬Deutschland.xls?__blob=publicationFile

Statistisches Bundesamt (2013): Pflegestatistik 2011. Pflege im Rahmen der Pflegeversicherung. Deutschlandergebnisse. Online verfügbar unter: https://www.destatis.¬de/DE/Publikationen/Thematisch/Gesundheit/Pflege/PflegeDeutschlandergebnisse¬5224001119004.pdf?__blob=publicationFile

Swoboda, W.; Sieber, CC. (2010): Rehabilitation in der Geriatrie. Stationär, teilstationär, ambulant. Der Internist. Ausgabe 51/2010, S. 1254–1261.

111

5 Konzept zur Implementierung von ATP-G

Friedhilde Bartels

5.1 Pflegekonzept

»Ein *Pflegekonzept* ist Voraussetzung für eine systematische, fundierte und effektive Pflege. Häufig werden unter diesem Begriff die verschiedenen Merkmale der professionellen Pflege zusammengefasst und inhaltlich an das Pflegemodell angepasst, das der jeweilige Pflege-Anbieter (z. B. ein Ambulanter Pflegedienst oder der Pflegedienst innerhalb eines Krankenhauses) für sich gewählt hat. Im Idealfall wird ein Pflegekonzept von den Mitarbeitern selbst erstellt, so dass die vereinbarten Ziele und Methoden auf einer gemeinsamen Basis beruhen und so von allen mitgetragen werden. Das Wort *Konzept* stammt vom lateinischen *concipere* (= zusammenfassen) ab. Ein Konzept entsteht zunächst aus einer schriftlich oder grafisch dargestellten Zusammenfassung von Ideen, Gedanken und Motiven, damit sie sichtbar werden und Verstehenslücken kenntlich gemacht werden. Aus diesem *geistigen* Entwurf kann ein Plan oder Programm entwickelt werden, der sich in die Praxis umsetzen lässt.«[6]

Die Arbeit im multiprofessionellen geriatrischen Team ist Voraussetzung für die bestmögliche Behandlung und Pflege der Patienten. Für eine erfolgreiche Pflege (z. B. Fallbesprechung innerhalb des interdisziplinären Teams) ist ein guter Informationsfluss zwischen allen an der Patientenversorgung Beteiligten von entscheidender Wichtigkeit (▶ Abb. 5.1).

Geriatriebezogene Pflegekonzepte gründen ebenfalls auf der Struktur und den Inhalten der üblichen Beschreibung eines Pflegekonzeptes wie z. B. Pflegemodelltheorie, Zielsetzung oder Einbindung ins hauseigene Pflegekonzept. Die entsprechenden Nahtstellen sind ebenso zu beschreiben wie die Prozessabläufe mit allen Berufsgruppen usw. Im Rahmen der Konzeptgestaltung betone ich besonders die Verantwortung, auch gesundheitsfördernde Aspekte für pflegerische Mitarbeiter/-innen zu beschreiben. Hier möchte ich vorrangig auf die hauseigene Anpassung und Umsetzung eines ATP-G-Konzeptes eingehen. Zu diesem Konzept gehört auch die Pflegequalität mit verschiedenen Kriterien. Sie anzuführen und eine Konstanz nachzuweisen, ist in der heutigen Zeit sehr schwierig und wird praxisbezogen auf die Qualifizierung der Pflegenden wenig nachgefragt.

Auf Erklärungen und Besonderheiten sowie auf fachliche Inhalte des Konzeptes ATP-G wurde in verschiedenen Artikeln der Autoren in diesem

---

6 Auszug aus PflegeWiki, www.pflegewiki.de, Pflegekonzept, 23.7.2017, 18.00 Uhr

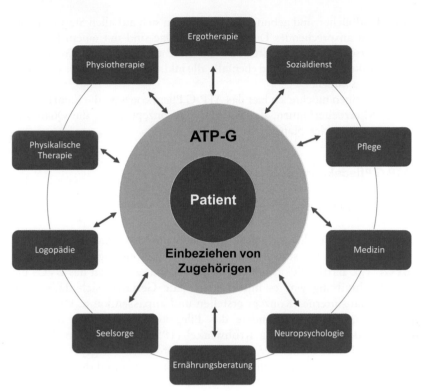

Abb. 5.1:
Pflege im Behand-
lungsteam

Buch eingegangen. Hilfsmittel sind unabdingbar, werden aber in einigen geriatrischen Einrichtungen Deutschlands sehr vernachlässigt. Ohne geeignete Positionierungskissen oder Toilettenstühle usw. ist keine Aktivierend-therapeutische Pflege in der Geriatrie umsetzbar (▶ Kap. 3.2.2; ▶ Kap. 3.2.3).

5.1.1 Geriatrisches Pflegekonzept

Das gesamte Pflegekonzept gliedert sich in sogenannte *10 Handbücher* und umfasst:

- Gestaltung der Einarbeitung/Probezeit neuer Mitarbeiter/-innen
- Kleines Handbuch
- ATP-G-Pflegekonzept
- Qualifizierungs- und Karriereplanung
- Fortbildungskonzept
- Praktische Ausbildung der Schüler und Auszubildenden
- Einweisung und Anleitung von Zeitarbeitnehmer/-innen
- Einarbeitung und Aufgabenbeschreibung FSJ/BFD
- Einsatz der Ehrenamtlichen Krankenhaushilfe im Besuchsdient
- Einsatz der Ehrenamtlichen Krankenhaushilfe im Lotsendienst

113

Alle Handbücher sind gebunden und befinden sich auf allen Stationen. Sie haben ein ansprechendes Deckblatt und einige sind mit einem Namensschild versehen. Diese erhalten alle Pflegende auch persönlich. Sie werden jährlich aktualisiert und sind ebenfalls alle inkl. Verfahrensanweisungen im Curator zu finden.

Beschreiben möchte ich hier das ATP-G Pflegekonzept, die Einarbeitung neuer Mitarbeiter/-innen, das Fortbildungskonzept sowie die Qualifizierungs- und Karriereplanung.

ATP-G Pflegekonzept

Anpassung an die Beschreibung ATP-G vom BVG e. V.

Das geriatrische Pflegekonzept der Medizinisch-Geriatrischen Klinik (MGK) gründet selbstverständlich auf der Beschreibung der ATP-G des BVGs (vgl. Bartels/Eckardt/Wittrich 2019). Das Anliegen des BVGs bei der Beschreibung war es immer, dass jede Geriatrie sich daraus ein eigenes hausinternes Konzept erstellen und anpassen kann. Dies haben wir getan. Bis 2010 gründete das Pflegekonzept auf der Basis des Pflegemodells von Monika Krohwinkel (1993) und auf dem Bobath-Konzept. Dabei diente der rehabilitativ fördernde Pflegeprozess nach Krohwinkel für die Strukturierung der Maßnahmen und der Dokumentation. Das Bobath-Konzept diente und dient weiterhin als Therapiekonzept.

Abb. 5.2: Geriatrisches Pflegekonzept, © Claudia Eckardt

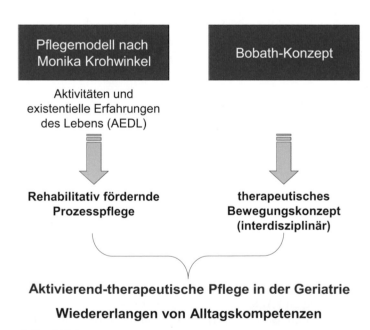

Pflegemodell nach Monika Krohwinkel

Bobath-Konzept

Aktivitäten und existentielle Erfahrungen des Lebens (AEDL)

Rehabilitativ fördernde Prozesspflege

therapeutisches Bewegungskonzept (interdisziplinär)

Aktivierend-therapeutische Pflege in der Geriatrie

Wiedererlangen von Alltagskompetenzen

© Claudia Eckardt

In der MGK wird die Pflege händisch und auf Papier sowohl geplant als auch dokumentiert. Hier ist es besonders wichtig, strukturiert vorzugehen, um unnötige Doppeldokumentationen zu vermeiden. Es ist eine Herausforderung den Anforderungen der Prüfungen durch den MDK zu genügen.

Deshalb haben wir für die Anpassung und Umsetzung des ATP-G-Konzeptes hinsichtlich der Pflegeplanung in Kombination mit der Dokumentation und den entsprechenden Pflegemaßnahmen, einen – zwar sehr langen – Bogen erarbeitet und weiterentwickelt (▶ Anhang, Dokumentation und Anlage).

Die 13 Aktivitäten und existentiellen Erfahrungen des Lebens (AEDL) haben wir in der Chronologie verändert und den drei Handlungs-und Pflegeschwerpunkten zugeordnet (▶ Abb. 5.1). Es gibt einige AEDLs, die nicht primär zu den Handlungs-und Pflegeschwerpunkten passen. Dies ist in einem Extrastrukturpunkt »Sonstiges« zusammengefasst, was sich bewährt hat.

Monika Krohwinkel	ATP-G
1. Kommunizieren 2. Sich bewegen 3. Vitale Funktion 4. Sich pflegen 5. Essen und Trinken 6. Ausscheiden 7. Sich kleiden 8. Ruhen und schlafen 9. Sich beschäftigen 10. Sich als Mann u. Frau fühlen 11. Für eine sichere Umgebung sorgen 12. Soziale Bereiche des Lebens sichern 13. Mit existentiellen Erfahrungen des Lebens umgehen	**Aspekte der Beziehungsarbeit:** • Für eine sichere Umgebung sorgen • Soziale Bereiche des Lebens sichern • Sich als Mann und Frau fühlen • Mit existentiellen Erfahrungen des Lebens umgehen • Kommunizieren **Bewegung:** • Sich bewegen **Selbstversorgung:** • Sich waschen • Sich pflegen • Sich kleiden • Essen und Trinken • Ausscheiden **Sonstiges:** • Vitale Funktion des Lebens aufrechterhalten • Ruhen und schlafen • Sich beschäftigen

Tab. 5.1:
Zuordnung der AEDLs zu den drei Handlungs- und Pflegeschwerpunkten

115

5.1.2 Organisationsstrukturen und -prozesse

Wird davon ausgegangen, dass es einen hohen Pflegefachkraftmangel in Deutschland gibt und dieser auch weiterhin bestehen bleibt, haben wir einen veränderten Versorgungs-/Betreuungsbedarf. Dies stellt neue Anforderungen an die Pflege, um die bestmögliche Pflegequalität und gesundheitsfördernde Konzepte für die Mitarbeiter/-innen zu erhalten.

Die in diesem Buch behandelten Beschreibungen vereinen neue Ideen, ein Umdenken in der Organisation der Patientenbetreuung, unter dem Aspekt, dass neue Konzepte (ein oder zweijährig ausgebildete Pflegeassistenz: KPH/GPA) gestaltet werden können.

Stellenplan in der Geriatrie

Der BVG empfiehlt eine Fachkraftquote von 75 % (▶Abb. 5.3). In der PpUGV sind im Tagdienst 80 % vorgesehen (Pflegepersonaluntergrenzen-Verordnung 2018). Die Pflege in der Geriatrie ist sehr zeit- und damit auch personal- und kostenintensiv. Befindet sich der Stellenplan innerhalb der Empfehlung und/oder der Verordnung, kann mit veränderten Konzepten gearbeitet werden. Wobei die untere Nennung grenzwertig ist. Deshalb ist es notwendig, über neue, angepasste Organisationsstrukturen und -prozesse nachzudenken. Wer darf welche Pflege ausführen?

Abb. 5.3: Empfehlung des BV-Geriatrie e. V. (vgl. BVG 2017)

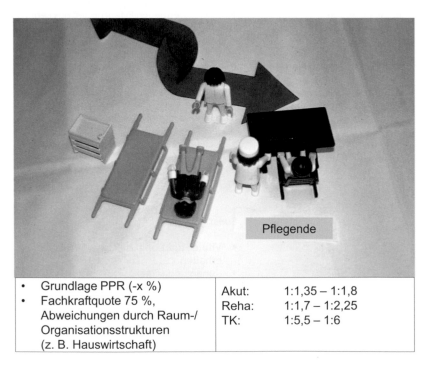

Pflegende

• Grundlage PPR (-x %) • Fachkraftquote 75 %, Abweichungen durch Raum-/Organisationsstrukturen (z. B. Hauswirtschaft)	Akut: 1:1,35 – 1:1,8 Reha: 1:1,7 – 1:2,25 TK: 1:5,5 – 1:6

Delegation von Pflegeinterventionen

Darf die Pflegeassistenz[7] »Aktivierend-therapeutische Pflege in der Geriatrie« ausüben?

Pflegeassistenzberufe dürfen ausschließlich die Tätigkeiten ausüben, die sie gelernt haben. Da es sich um therapeutisches Handling handelt, ist nicht davon auszugehen, dass in den Ausbildungsschulen ATP-G unterrichtet und bescheinigt wird. Deshalb benötigen gerade die Pflegeassistenzen Fortbildungen in dem Bereich der ATP-G, also in der direkten Anwendung am Bett. Die Teilnahme an bestimmten Fortbildungen und ein Audit (▶ Kap. 9.2.1 Audits) in der Anwendung sind für mich Grundvoraussetzung für den Einsatz von ATP-G in den Pflege- und Handlungsschwerpunkten. Nur dann kann die ATP-G nach den Kriterien der Delegation für Einzelinterventionen in den ersten Bedarfsgruppen beauftragt und/oder zur Unterstützung der Pflegefachkräfte in den Bedarfsgruppen 3 und 4 herangezogen werden. Das Audit ist ein Instrument, das hausintern genutzt werden kann, aber für die Ausübung der ATP-G nicht von extern gefordert wird. Allerdings hat der Arbeitgeber nachzuweisen, dass Pflegende entsprechend der ATP-G qualifiziert sind und demnach auch die Pflegeassistenzen.

Es sind *grundsätzlich* keine Tätigkeiten delegationsfähig, die aufgrund der Schwierigkeit/Gefährlichkeit oder wegen Unvorhersehbarkeit etwaiger Reaktionen qualifiziertes Fachwissen voraussetzen (▶ Abb. 5.4).

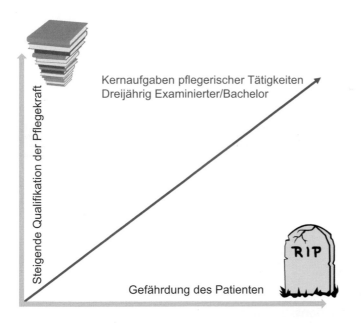

Abb. 5.4:
Delegation pflegerischer Tätigkeiten an Pflegeassistenzen

---

7 Die Bezeichnung Pflegeassistenz wird in diesem Artikel für die Berufsgruppe der unter dreijährig-Examinierten genutzt. Ungelernte und stundenweise angelernte Pflegehelfer zählen *nicht* dazu.

Passive und aktivierende Pflege, die sie in der Ausbildung gelernt haben, dürfen Pflegeassistenzen ausüben. Dies steht in den Ausbildungscurricula. Bestimmte Pflegeinterventionen einer Gesundheits-und Krankenpflegerin sowie einer Altenpflegerin dürfen pauschal delegiert werden, sofern diese bereits in der Ausbildung der Pflegeassistenz unterrichtet wurde (▶ Abb. 5.5). Dann gibt es Tätigkeiten, die nur im Einzelfall delegiert werden dürfen. Dazu gehört die Anwendung der ATP-G, bzw. der therapeutische Anteil. Diese können erlernt werden. In dem Pflegekonzept wird dem Rechnung getragen (▶ Kap. 5; ▶ Kap. 8).

Merke

> Die Kernaufgaben von Gesundheits-und Krankenpflege sowie der Altenpflege sind nicht delegierbar.

Abb. 5.5:
Delegation unter Pflegefachberufen

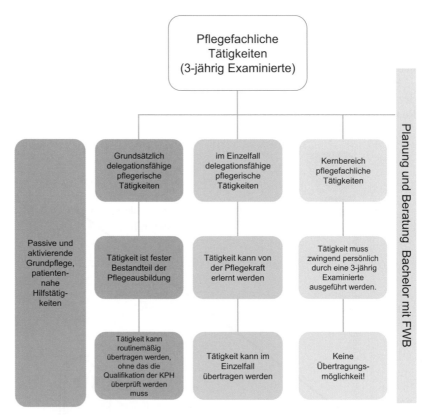

Organisationsstrukturen

Auf den geriatrischen Stationen arbeiten examinierte Gesundheits- und Krankenpflegerinnen (GKP) und Altenpflegerinnen, Krankenpflegehilfen (Pflegeassistenz) 2-jährig ausgebildete Gesundheits-und Pflegeassistenten

(Pflegeassistenz) sowie Pflegehelfer, Schüler, Studierende und Menschen, die ihr freiwilliges soziales Jahr absolvieren. Ein Anteil der Pflegekräfte verfügt über eine zusätzliche zweijährige spezielle Fachweiterbildung Klinische Geriatrie und Rehabilitation, über die Qualifikation der Fachpflegekraft für ATP-G sowie über 180 Stunden Fortbildungen nach der GFK. Des Weiteren gibt .es Pflegefachexperten, die sich mit speziellen Pflegethemen befassen. Verpflegungsassistenten sind für die Speisenversorgung zuständig.

Berufe in der Pflege

- Fachgesundheits-Krankenpflegekräfte für ATP-G
- Fachaltenpflegekräfte für ATP-G
- Gesundheits- und Krankenpflegekräfte
- Altenpflegekräfte
- Krankenpflegehilfekräfte
- Gesundheits- und Pflegeassistenten
- FPK mit Palliative Care Weiterbildung
- FPK mit Weiterbildung Demenz
- Pflegehilfskräfte
- Kranken- und Gesundheitspflegeschüler
- Altenpflegeschüler (Praktikanten)
- Studierende in der Pflege
- FSJ/BFD
- Teilweise (Stationssekretärinnen)
- (Verpflegungsassistenten)

Das Ziel ist die konkrete Umsetzung einer neuen Aufgabenverteilung in der Pflege. Dabei ist zu bedenken, dass sowohl die Aufbau- als auch die Ablauforganisation einer Einheit, auch stationsübergeordnet, betroffen sind. Aspekte der pflegerischen Organisationform des Primary Nursing wurden ebenso bedacht, wie unsere Pflegeorganisation der Pflegefachleitungen und der -experten.

Bei der Umstrukturierung sind natürlich alle auf der Station bzw. im Behandlungsteam arbeitenden Berufsgruppen zu etablieren und zu integrieren

Darstellen möchte ich hier eine praktische Umsetzung im Pflegebereich einer Station. Dabei ist die Professionalisierung und Akademisierung der Pflegeberufe genauso zu berücksichtigen wie die Fort-und Weiterbildungen aller in der Pflege tätigen Berufe (▶ Kap. 8 Hausinternes Fortbildungskonzept).

Struktur der Verantwortungsbereiche

In der Funktionsbeschreibung sind drei Verantwortungsstufen festgelegt. In der ersten Verantwortungsstufe ist verdeutlicht, dass die Pflegenden inkl.

der Pflegeassistenzen die Pflege, die über die Grundpflege hinaus geht, (mit-) verantwortlich durchzuführen haben. Dafür benötigen sie sehr gute Fortbildungen für die direkte Pflege am Patienten. Dabei ist anhand der Qualifizierungsstufen (▶ Kap. 9.1.) und der Fortbildungsmatrix (▶ Kap. 8.3., ▶ Anlage 1) zu verfahren. Bezugnehmend auf die Funktionsbeschreibung, wird/kann zukünftig die Funktion der Pflegefachleitung mit studierten Pflegekräften (Bachelor of Arts) mit der Zusatzqualifikation »Fachpflegekraft für ATP-G« (modularisierte Fachweiterbildung Geriatrie) besetzt werden. In der Übergangszeit werden alle Pflegefachleitungen laut hausinternem Anforderungsprofil ausgewählt und mindestens mit 180 Stunden (Vorgabe der GFK) qualifiziert.

Tab. 5.2:
Verantwortungsstufen, vgl. Sellentin, Maike, Pflegedirektorin Evangelisches Amalie Sieveking Krankenhaus gGmbH/Bartels Friedhilde, PDL Albertinen-Krankenhaus/Albertinen-Haus gGmbH, August 2010

Ziele der Funktionen

- Umsetzung der Pflegetätigkeit auf der Grundlage des ADW-Leitbildes und der Pflegeziele.
- Die Betreuung und Pflege der Patienten erfolgt gemäß den rechtlichen Grundlagen, der Regeln des ICN und der entsprechenden Berufsordnung für Pflegende.
- Mitverantwortung für den reibungslosen Ablauf auf einer Station/Abteilung und für eine positive Arbeitsatmosphäre.

	Verantwortungsstufe 1	Verantwortungsstufe 2	Verantwortungsstufe 3
Anforderungen	• Gesundheits- und Pflegeassistent/-in • Krankenpflegehelfer/-in	• Gesundheits- und Krankenpfleger/-in • Altenpfleger/-in • Gesundheits- und Kinderkrankenpfleger/-in	• wie V 2 • Bachelor Pflege • Pflegefachleitung
Ausbildung	• 1–2-jährige Ausbildung • Fortbildungen Geriatrischer Fachbereich	• 3-jährige Ausbildung • dualer Studiengang Pflege • Fortbildung Geriatrischer Fachbereich	• wie V 2 mit Fachweiterbildung Geriatrie
Kenntnisse	• Erfahrungen in der allgemeinen Krankenpflege und der Anwendung von Prophylaxen • Gute Kenntnisse der »Aktivierendtherapeutischen Pflege« • gute deutsche Sprach- und Schriftkenntnisse	• wie V 1 • Erfahrung in der speziellen Krankenpflege	• wie bei V 2 • mindestens 2 Jahre Berufserfahrung, davon 3 Monate im entsprechenden Fachbereich • Managementkenntnisse und Erfahrungen in der eigenverantwortlichen Betreuung von Patienten

120

Ziele der Funktionen			
			• gute Kenntnisse in der Krankenhaus-organisation und innerbetrieblicher Krankenhaus-strukturen • Grundkenntnisse der Krankenhaus-gesetzgebung
Sonstige Fähigkeiten	• gute Krankenbe-obachtung • verantwortlicher Arbeitseinsatz im Sinne der Patien-ten- und Stations-interessen • Interesse, Freude und verständnis-voller Umgang mit Menschen • Erledigung aller Tätigkeiten im Sinne der Dienst-leistungserbrin-gung • Mittragen der stationsinternen Ziele und Stan-dards • Unterstützung des Pflege- und Behandlungser-folges • Berücksichtigung der wirtschaftli-chen, arbeitstech-nischen und hy-gienischen Krite-rien • Fortbildungsbe-reitschaft • EDV-Kenntnisse	• wie V 1 • sehr gute Kran-kenbeobachtung und Erfahrungen mit Vorberei-tungsmaßnah-men in Diagnostik und Therapie • Durchführung spezieller ärztli-cher Verordnun-gen wie z. B. Ver-abreichen von i. v.-Medikation gemäß Positivliste • Einarbeitung neuer Mitarbeiter • Gewährleistung der praktischen Ausbildung nach den Vorgaben der Bildungseinrich-tungen • sichere EDV-Kenntnisse	• wie V 2 • Sicherung der Pflegequalität nach den neuesten wissenschaftlichen Erkenntnissen • Sicherstellung ei-ner an den Be-dürfnissen des Pa-tienten orientier-ten Pflege nach dem gültigen Pfle-gekonzept des Fachbereiches • Priorisierung der Pflegeleistung entsprechend der Personalbeset-zung • verantwortlich für die Erhebung ei-ner Pflegeana-mnese und Erstel-lung eines Pflegeplanes • Koordination und Kooperation des Stationsablaufes mit anderen Leis-tungsbereichen unter der Berück-sichtigung der physischen und psychischen Be-dürfnisse des Pati-enten • umfangreiche EDV-Kenntnisse • Selbstreflektion von Sozial- und Methodenkompe-tenz

Tab. 5.2: Verantwortungsstu-fen, vgl. Sellentin, Maike, Pflegedirek-torin Evangelisches Amalie Sieveking Krankenhaus gGmbH/Bartels Friedhilde, PDL Albertinen-Kran-kenhaus/Alberti-nen-Haus gGmbH, August 2010 – Fortsetzung

5.1.3 Organisationsprozesse

Konzept der Pflegefachleitungen

Bereits 2003 führten wir das Konzept der Pflegefachleitungen ein. Eine Stationsleitung ist verantwortlich für zwei Station. Die zwei Stellvertretungen sind umbenannt in Pflegefachleitungen und tragen die Verantwortung für die Pflegequalität. Sie sind Pflegeexperten der Aktivierend-therapeutischen Pflege und benötigen entsprechende Qualifizierungen. Die Stationsleitung ist zuständig für die Mitarbeiterführung und -leitung sowie für die Organisation der Station.

Um die Kontinuität der Pflegequalität zu erhalten bzw. sie zu verbessern, bedarf es klarer und transparenter Verantwortlichkeiten sowie verständliche und direkte Kommunikationswege – eine gute organisierte Kommunikation. Aufgaben und/oder Stellenbeschreibungen sowie die notwendigen Fort- und Weiterbildungen sind die absoluten Voraussetzungen.

Die *Pflegedienstleitung* trägt die Gesamtverantwortung für den fachlichen Inhalt und für die Organisation der Pflege und ihrer Entwicklung. Sie erstellt praktikable Konzepte, begleitet die Umsetzung und evaluiert kontinuierlich das Pflegekonzept.

Eine *Stationsleitung* trägt weiterhin die Verantwortung für die gesamte Organisation und die Führung der Mitarbeiterinnen von zwei Stationen in Absprache mit den zwei Pflegefachleitungen. Ihre direkte Vorgesetzte ist die Pflegedienstleitung.

Die *Pflegefachleitungen* sind verantwortlich für die Pflegequalität auf der Station. Sie legen gemeinsam mit den GKP und GPA die individuellen Ziele und die individuellen Strukturen für den Patienten fest und steuern seinen Prozess während des gesamten Aufenthalts. Sie tragen die Planungs- und Durchführungsverantwortung für den Patienten. Sie sind unter anderem auch übergeordnete Bezugsperson für den Patienten und für die Berufsgruppen im IDT, die an der direkten Betreuung des Patienten beteiligt sind.

- Sie begleiten und beraten die GKP bei der stationären Patientenaufnahme.
- Daraus resultiert die Erstellung der direkten pflegerischen Anamnese inkl. der Ressourcenermittlung und der Probleme sowie die Erstversorgung und die Einschätzung des Pflegebedarfs.
- Weiterhin erfolgt die Zielvereinbarung und Erstplanung der Pflege in Absprache mit Patienten und/oder den Angehörigen.
- Ebenso planen sie gemeinsam im Behandlungsteam in der Fallbesprechung die Entlassung.
- Moderation der Frühbesprechung und der wöchentlichen Teambesprechung.

Die *Gesundheits-und Krankenpflege (GKP)* und die *Altenpflege* übernehmen die spezielle Krankenpflege und leiten die Pflegeassistenz (KPH und

122

GPA) an. Sie übernehmen grundsätzlich alle Tätigkeiten, die nicht auf die Pflegeassistenz delegierbar sind, z. B. die Nahrungsanreicherung bei Dysphagiepatienten sowie die Medikamentengaben und ATP-G bei schwerstbetroffenen Patienten, etc. Sie begleiten die Pflegeassistenten bei deren aktivierend-therapeutischen Tätigkeiten.

Pflegeassistenzen führen alle (pflegerischen) Tätigkeiten sowie einen Großteil der Bewegung und Selbstversorgung unter dem Aspekt der Aktivierend-therapeutischen Pflege in den niedrigen Bedarfsgruppen durch. Dafür werden sie speziell fortgebildet (▶ Kap. 9 und ▶ Kap. 10).

Bei der praktischen Umsetzung sind Voraussetzungen in der Stationsstruktur zu bedenken. Sie sind sehr deutlich zu kommunizieren, z. B. ist es sinnvoll den Stationsbereich zu erweitern (zwei Stationen zusammenzulegen), um die Aufgaben besser verteilen zu können. Im Vorfeld sind die rechtlich zulässig delegierbaren Tätigkeiten zu ermitteln und schriftlich in eindeutige, transparente Aufgabenbeschreibung festzuhalten. Die Vertretungsregelungen sind zu thematisieren. Pflegeassistenzen können sich ausschließlich gegenseitig vertreten, evtl. ist ein Extradienstplan zu schreiben. Auch ist eine Akzeptanz bei allen Berufsgruppen zu schaffen. Ansprechpartner für die jeweiligen Berufsgruppen in der Pflege sind zu kommunizieren. Die notwendigen Fortbildungen sind festzulegen (▶ Kap. 8, Hausinternes Fortbildungskonzept).

Pflegeexperten Bobath-Praxisbegleiterin und Bobath-Pflegeaufbauinstruktorin *BIKA®* stehen mit Beratung und Anleitung jedem Mitarbeiter zur Verfügung. Dies bedeutet, dass sie den Theorie-Praxistransfer nach den Fortbildungen begleiten, bzw. gemeinsam mit den Pflegenden direkt am Patienten einüben. Aktivierend-therapeutische Pflege ist ein praktisches Konzept, das man ausschließlich durch Anwenden und Trainieren lernen/ einstudieren kann. Bei Fachfragen beraten sie die Pflegefachleitungen. Sie führen geriatrieinterne Fortbildungen durch und erreichen damit eine hohe Pflegequalität und Nachhaltigkeit.

Merke

> Zu Beginn einer Implementierung ist es sehr sinnvoll, alle Mitarbeiter einen ATP-G-Kurs absolvieren zu lassen und beispielsweise 2 x 2 tägige Bobathschulungen (Sitz- und Transfervarianten, Bewegung und Positionierung) durchzuführen.

FSJ, Praktikanten, Auszubildende werden durch eine Bezugsperson betreut. Die Schüler und Studierenden erhalten fachpraktische Anleitung durch die Praxisanleitung.

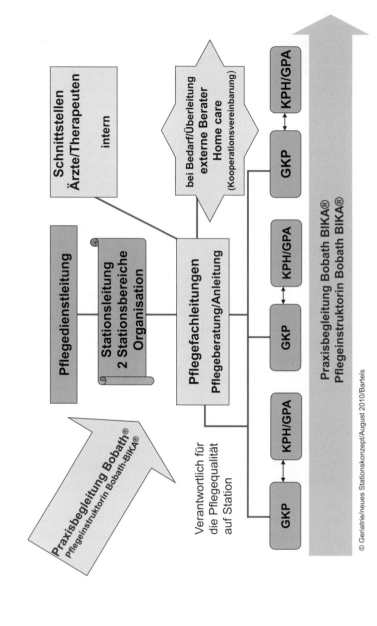

Abb. 5.6: Organisationskonzept

5.2 Einarbeitung von neuen Mitarbeitern/-innen in der Pflege und die Gestaltung der Probezeit

Leider reicht uns heutzutage nicht die Zeit, um neue Mitarbeiterinnen und Mitarbeiter über einen langen Zeitraum (2–4 Wochen) kontinuierlich bei der Einarbeitung zu begleiten. Und doch haben wir die Verantwortung, sie gut einzuweisen, um Ihnen Sicherheit und Vertrauen entgegen zu bringen. Sie ins »kalte Wasser zu schmeißen«, wie es durchaus mal vorkommen kann, ist tunlichst zu vermeiden, bzw. sehr schnell nachzuarbeiten.

Und doch benötigen wir die gerade eingestellten Pflegenden, um Patienten adäquat zu pflegen. Dafür bedarf es einer guten Struktur des »Willkommenheißens« und der Einführung. Dabei haben sowohl die betreuenden Bezugspflegenden als auch der neue Mitarbeiter, jeweils in ihren Verantwortungsbereichen zu agieren.

Letztendlich ist es ebenfalls wichtig, dass eine einheitliche transparente Einarbeitung stationsübergreifend nach ATP-G gewährleistet ist. Dies führt zu einer Kontinuität und trägt zur Qualitätssicherung bei.

Im Rahmen des Pflegekonzeptes gibt es die zehn Handbücher (▶ Kap. 5.1.1 Geriatrisches Pflegekonzept, Handbücher).

Dazu gehört auch das Handbuch: Gestaltung der Einarbeitung/Probezeit neuer Mitarbeiter, welches folgende Inhalte umfasst:

Gestaltung des geriatriespezifischen Begrüßungstags

Eine Praxisbegleiterin führt durch den ersten Tag und gestaltet den zweiten Tag bis zur morgendlichen interdisziplinären Teambesprechung. Da dieser Tag immer gleich gestaltet wird, kann jeder Bezugspflegende am nächsten Tag hier anknüpfen und die bereits vermittelten Kenntnisse vertiefen. Die Pflegedienstleitung oder die Stationsleitung händigt bei der Begrüßung das »Handbuch Einarbeitung« mit dem unten stehenden Zeitplan sowie das »Kleine Handbuch« mit Begrüßungsteil und Kurzeinführung in das Konzept ATP-G und weiterer Infos aus (siehe weiter unten »Kleines Handbuch«).

Begrüßungstag für neue Mitarbeiter/-innen

Ziel:

- Gewährleistung einer einheitlichen Einarbeitung stationsübergreifend nach Konzept ATP-G, Kontinuität, Qualitätssicherung
- Hilfestellung/Unterstützung für die Einarbeitung neuer Mitarbeiter/-innen
- Die Einarbeitung erhält eine Struktur und wird für alle Beteiligten transparent.

125

- Jede Anleiterin/jeder Anleiter weiß, welche Inhalte am 1.Tag vermittelt werden.
- Entlastung der MA auf Station

1. Tag:

Uhrzeit	Inhalte	Wo?	Wer?
7.00–8.00	Vorstellung der Station	Station	Verantw. Einarbeitung (Praxisbegleitung)
8.00–8.15	Begrüßung: • Pflegeleitbild • Namensschild • Kleines Handbuch • Einarbeitungshandbuch • Taschenkittelinfo: (Barthel, Notfall, Telefonnummer, Telefonkarte)	Büro PDL oder Station	PDL, Stationsleitung, evtl. Praxisbegleitung
8.15–8.30	Begleitung auf Station • Bezugsperson Station • Übergabe Stationsschlüssel • Umgang mit Umkleiden • Beschrifteter Schrank zuweisen • Dienstkleidung	Station	zuständige Stationsleitung Verantw. Einarbeitung (Praxisbegleitung)
8.30–8.45	Teilnahme an der Frühbesprechung • Vorstellung	Station	Gemeinsam mit Verantw. Einarbeitung
Flexibel	Pause	Station mit dem Team	Verantw. Einarbeitung
8.45–9.45	Rundgang und Vorstellung der Klinik Therapiebereiche zeigen und erklären	Gebäude	Verantw. Einarbeitung
9.45–12.30	• Vorstellung Stationsräumlichkeiten, • EDV- Passwort einrichten • Handzeichenliste • täglicher Ablauf • Patientenakten und Planette • ATP-G	Station	Verantw. Einarbeitung

Uhrzeit	Inhalte	Wo?	Wer?
	• Kleines Handbuch besprechen • Einarbeitungsgespräch		
13.00–14.10	Übergabe an den Spätdienst	Station	Pflegefachleitung
14.10–16.12	Pflegeplanung und Dokumentation inkl. Zielformulierungen	Station	Bezugsperson der Station während der Probezeit

2. Tag:

Uhrzeit	Inhalte	Wo?	Wer?
6.00–8.30	Direkte Einweisung und Begleitung in der direkten Patientenpflege	Station	Verantw. Einarbeitung
ab 8.30	Begleitung und weitere Einarbeitung lt. Plan	Station	Bezugsperson der Station während der Probezeit

Inhaltsübersicht »Kleines Handbuch«

1. Kurzbeschreibung der Stationen
2. Aufgaben der Berufsgruppen im interdisziplinären Team
3. Pflegekonzept mit Bilderreihe
4. TOP 10 der geriatrischen Medikamente
5. Tagesablauf auf den Stationen (zeitliche Übersicht)
6. Allgemeiner Behandlungspfad
7. Checkliste Aufnahme
8. Checkliste Entlassung
9. Visitenbogen
10. Reiterlegende
11. Kurvenlegende
12. Notfallmanagement
13. Wichtige Telefonnummern
14. Pforte/Telefonzentrale Informationen
15. Regeln der Händedesinfektion
16. Das richtige Schuhwerk
17. Dienstplanung
18. Zimmerisolation

19. Meinungskarten
20. Handgerät Patientenrufanlage Anleitung
21. Verletzungen, Prävention und Sofortmaßnahmen
22. Betriebsanweisung Biostoffverordnung
23. Verhalten im Brandfall
24. Kurzanleitung Klinikbett
25. Häufige Krankheitsbilder in der Geriatrie

Leitbild der Klinik und der Pflege

Die beiden Leitbilder sind in dem Handbuch abgeheftet. Es hat sich bewährt, dass seitens der/des Begrüßenden darauf Bezug genommen wird.

Probezeitablauf

Hier findet man eine strukturierte und zuständigkeitsbezogene Beschreibung der Probezeit. Bei Fragen stehen die Stationsleitungen und die Praxisbegleitung zur Verfügung.

Probezeitablauf

Bei der Begrüßung erhält jede/r neue Mitarbeiter/-in die Einarbeitungscheckliste, einen Protokollbogen für Zwischengespräch und Probeabschlussgespräch und einen Beurteilungsbogen für die Probezeit. Es findet auf der Station ein Einführungsgespräch mit der Stationsleitung und der Bezugsperson statt. Unter Einbeziehung der Checkliste wird für die Einarbeitungszeit eine Zielvereinbarung getroffen.

Ziel Zwischenzeitgespräch:

- gegenseitige Rückmeldung
- Frühzeitiges Erkennen von Problemen, Missverständnissen
- Hilfsangebote, Chance bieten, sich zu verändern
- Sicherheit und Transparenz für den neuen Mitarbeiter

Zeitpunkt:

- nach ca. 10–12 Wochen Beschäftigungsdauer
- Neue Mitarbeiter/-in vereinbart den Termin ca. 2 Wochen vorher mit der Stationsleitung
- Dauer ca. 30 Min.
- Probezeitprotokoll mitbringen
- Ausgefüllte Checkliste ist mitzubringen!

Ziel Probeabschlussgespräch:

- gegenseitige Rückmeldung
- Selbsteinschätzung des Mitarbeiters
- Entscheidung der Übernahme des/r Mitarbeiter/-in

Zeitpunkt:

- nach ca. 20–21 Wochen Beschäftigungsdauer
- Neue Mitarbeiter/-in vereinbart den Termin ca. 2 Wochen vorher in Absprache mit der Stationsleitung im Sekretariat der PDL oder wird beim Zwischengespräch festgelegt (Protokoll)
- Dauer ca. 30 Min.
- Checkliste und Protokoll sind bei der PDL abzugeben.
- Beurteilung ist mitzubringen, um sie gemeinsam zu besprechen.

Protokoll Probezeit (▶ Abb. 5.7)

Zu Beginn der Arbeitsaufnahme wird spätestens bis zum 4. Tag mit der Stationsleitung ein Einführungsgespräch mit einer Zielvereinbarung für die Probezeit geführt und im Probezeitprotokoll dokumentiert. Das Probezeit-zwischengespräch wird von der Stationsleitung organisiert und durchgeführt und ebenfalls im Protokoll vermerkt. Grundlage für alle Gespräche in der Probezeit bildet das Probezeitprotokoll. Das Probeabschlussgespräch führt die Pflegedienstleitung gemeinsam mit der Stationsleitung. Die Beurteilung erfolgt im Vorfeld von der Stationsleitung nach Rücksprache mit der Bezugsperson und der Pflegefachleitung. Das Ergebnis wird nach einer Selbsteinschätzung des neuen Mitarbeiters mit ihm besprochen. Die Pflegedienstleitung vergewissert sich anhand der Beurteilung und der Checkliste, ob noch Defizite in der Einarbeitung bestehen. Gibt hier Impulse und Anregungen für noch ausstehende Bedarfe. Ansonsten freut sie sich über den neuen gut eingearbeiteten Pflegenden! Das Probezeitprotokoll wird hier gemeinsam beendet und den Personalunterlagen beigefügt.

Checkliste für neue Mitarbeiter/-innen in der Pflege

In der medizinisch-geriatrischen Klinik des Albertinen-Hauses besteht die Checkliste schon seit vielen Jahren und wurde von den Stationsleitungen Frau Katharina Pollach und Frau Saskia Wittekindt und von der Autorin weiterentwickelt. Sie wird von der/m neu eingestellten Mitarbeiter/-in geführt. Dies hat sich bewährt. Zum Probeabschlussgespräch ist sie ausgefüllt und unterschrieben mitzubringen. Nachfolgend ist ein Auszug der fünf-seitigen Checkliste abgebildet.

Abb. 5.7:
Protokoll Probezeit

Protokoll Probezeit

Name:

Einsatzort:

Einstellungsdatum:

Zielvereinbarungen bei Arbeitsaufnahme:

Probezeitzwischengespräch: Wie fühlen Sie sich zur Zeit?

Was gefiel Ihnen während der Einarbeitung gut?

Was könnte verbessert werden?

Wurden die Einarbeitungsziele erreicht?   ja ☐   nein ☐

Wenn nicht, woran lag es?   ☐ überfordert   ☐ unterfordert

                                ☐ Einarbeitung   ☐ andere Gründe
                                   nicht ausreichend
Begründung:

Sind noch Defizite vorhanden?   ja ☐   nein ☐

Falls ja, welche Unterstützung benötigen Sie? (z. B. Fachliteratur, Unterstützung durch …)

Wurden Sie gut in das Team aufgenommen?   ja ☐   nein ☐

Gab es Schwierigkeiten in der Zusammenarbeit?   ja ☐   nein ☐

Wurde Ihre Einarbeitung vom gesamten Team unterstützt?   ja ☐   nein ☐

Rückmeldung der Bezugsperson über die Einarbeitung:

evtl. neue/ geänderte Zielvereinbarung:

Termin Probeabschlussgespräch:

Inhalte:

Unterschrift aller am Gespräch Beteiligten:

Checkliste für neue Mitarbeiter/-innen

Neue Mitarbeiter/-in_____Bezugsperson_____
Station_____

Allgemeine Informationen	Datum	Handzeichen Mitarbeiter/-in
✓ Einführungsgespräch, Probezeitprotokoll erstellen		
✓ Sinn und Handhabung dieser Checkliste		
✓ Wer ist Begleiter bei der Einarbeitung in den ersten Tagen/Wochen?		
✓ Einarbeitungsunterlagen erhalten		
✓ Hinweis ausführliches Handbuch auf Station		
✓ Information zur Einrichtung		
✓ Stationskommunikation und Intranet		
✓ Teilnahme an relevanten Konferenz zur Vorstellung		
✓ Visitenkarte der Station erhalten		
✓ Hinterlegen der Priv.-Tel.-Nr. auf Station		
✓ Handzeichenliste/ BTM-Handling		
✓ Handling – Höranlage und Abholung zum Gottesdienst		
✓ Kennen d. Dienstplanes: Rhythmus, Wünsche, Aushang, Schichtleitung		
✓ Verhalten bei Krankheit des Mitarbeiters, Handling AU-Abgabe		
✓ weitere Abteilungen in der Klinik		
✓ Begleittage mit Fachschwester/-pfleger zum Bobath-Konzept geplant		
✓ Hausbegehung durchgeführt/Prosektur, Aussegnungsraum		
✓ Stationsinterne Regelungen/Besprechungen		
✓ Kennen der Handbücher		
✓ Wege- und Rüstzeiten als Anhang an die Pause, Dienstbeginn pünktlich		

Namen	Datum	Handzeichen Mitarbeiter/-in
✓ der Direktionen, Geschäftsführung usw.		
✓ Chefarzt, Oberärzte, des Stationsarztes		
✓ alle Stationsleitungen sowie die besonderen Vertretungsregelungen		
✓ Therapieleitungen und die Therapiemitarbeiter der Station		
Notfall		
✓ Standort von dem Notfallkoffer/VA Notfall (Notfall-Karte erhalten), Flowcart-Karte		
✓ Schlüssel und Ort für Defibrillator		
✓ Kann Bereitschaftsarzt über Tel.-Nr. xx erreichen		
✓ wichtige Telefon-Nr., Telefonkarten		
✓ Kennen der Fluchtwege, Orte der Feuerlöscher, Brandschutz		
✓ Notwendigkeit, Brandschutztüren frei lassen		
✓ Teilnahme an Brandschutzunterweisungen/ Reanimationsschulung		

Auszug aus: Hauseigener Beurteilungsbogen
(siehe Protokoll Probezeitlauf, ▶ Abb. 5.7)

Literatur

Bartels, F.; Eckardt, C.; Wittrich, A. (2019): Aktivierend-therapeutische Pflege in der Geriatrie, Band 1: Grundlagen und Formulierungshilfen, 2. Auflg., Kohlhammer Verlag, Stuttgart

BVG – Bundesverband Geriatrie e. V. (2017): Verbandsarbeit, Personalschlüssel, www.bv-geriatrie.de, Abruf: 04.08.2017, 13.00 Uhr

Krohwinkel, M. (1993): Rehabilitierende Prozesspflege am Beispiel von Apoplexiekranken. Huber Verlag, Bern

Pflegepersonaluntergrenzen-Verordnung (2018), Verordnung zur Festlegung von Personaluntergrenzen in pflegeintensiven Bereichen in Krankenhäusern, Bundesgesetzblatt Jahrgang 2018, Teil I Nr. 34, ausgegeben zu Bonn am 10.10.2018

6 Anwendung der zielorientierten Pflege

Friedhilde Bartels, Magdalena Bruss, Ursula Zimmermann

6.1 Allgemein

Jeder Mensch/Patient hat Visionen, Träume, Wünsche oder Erwartungen. Eine Vorstellung davon, wie die Genesung sein kann oder sein sollte, bedarf von pflegerischer Seite eine gute Information über den aktuellen Gesundheitszustand des Patienten, nicht zuletzt auch über das Machbare in einem zur Verfügung stehenden Zeitraum.

Das allgemeine Problem ist, dass weder der Patient noch die Pflegende auf unausgesprochene Vorstellungen oder Erwartungen reagiert bzw. reagieren kann. Oder die Erwartungen des Patienten decken sich nicht mit unseren (Pflege-)Vorstellungen. Es zeigen sich keine Genesungserfolge oder wir wenden aktivierend-therapeutisch alle Pflegemaßnahmen an, die unseren Erwartungen als Pflegende entsprechen. Dabei ist sehr genau zu prüfen, was im Rahmen der ATP-G sinnvoll ist, z. B. wenn zu erkennen ist, dass ein Patient sich nie wieder den Unterkörper alleine oder mit Hilfsmitteln waschen kann, ist es professionell, die Priorität anhand des Patientenwunsches anders zu setzen, z. B. aus dem Bett aufzustehen oder nachts alleine den Toilettenstuhl zu benutzen.

6.2 Die richtigen Ziele finden

»Die Qualität unserer Ziele bestimmt die Qualität unserer Zukunft.«
Unbekannt

Ein Ziel ist im Prinzip nichts anderes als eine in Worte gefasste Erwartung, die Bewusstmachung einer bisher eher vagen Vorstellung. Damit tut sich natürlich noch immer nicht viel, aber es ist der erste, wichtige Schritt und führt im Gespräch mit dem Patienten zu patientenorientierten Zielen.

Patienten können ihre Ziele oftmals nicht konkret formulieren/äußern. Sie können sich ein Leben mit ihrer Einschränkung nicht vorstellen und wie es zu Hause weitergehen kann. Oftmals werden Fernziele benannt, wie z. B.: *»Ich möchte wieder nach Hause!«* Ebenso sind Angehörige zunächst mit der Situation überfordert und zeigen sich hilflos oder sie überschätzen die Situation und stecken die Ziele zu hoch.

Die Pflegekraft ist so kompetent/professionell, dass sie durch ihre/seine Beratung den Patienten motiviert und über die entsprechende Gefühls-Beziehungsarbeit zu realistischen Zielen begleitet. Das bedeutet, dass sie sich an der Lebenswelt des Patienten orientiert (Teilhabe). Ein Ziel kann auch darin bestehen, Vorschläge oder Vorgaben zu machen und mit dem Patienten zu besprechen. Wichtig dabei ist, dem kranken Menschen eine Perspektive aufzuzeigen. Eine gute Einschätzung, realistische Menschenkenntnisse und eine individuelle Biografie sind innerhalb der Aufnahme zu ermitteln (▶ Abb. 6.1).

Abb. 6.1:
Zielfindung in Abstimmung mit dem Behandlungsziel

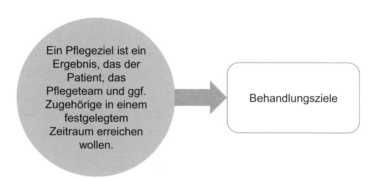

6.3 Pflegeziele für ATP-G

Ein ATP-G-Pflegeziel ist ein Ergebnis, das der Patient, das Pflegeteam und ggf. Zugehörige in einem festgelegten Zeitraum erreichen wollen.

Es beschreibt welche Fortschritte bzgl. Selbstbestimmung und Selbstständigkeiten erreicht bzw. welche Kompetenzen des Patienten erhalten werden können.

- Das Erstellen von Pflegezielen ist erstens ein *fester Bestandteil* im Pflegeprozess.
- Und zweitens haben sich die ATP-G-Pflegeziele auf die Auslegungshinweise der MDK-Gemeinschaften (▶ Tab. 6.3, ▶ Kap. 6.5.1) zu beziehen. Diese wiederum werden auf der Grundlage der geriatrischen frührehabilitative Komplexbehandlung (OPS8-550/8–98a) jährlich aktualisiert.
- Grundsätzlich orientieren sich ATP-G-Pflegeziele immer an den Behandlungszielen.
- Behandlungsziele werden im interdisziplinären Team gemeinsam mit allen an der individuellen Behandlung beteiligten Berufsgruppen erstellt.

Des Weiteren schaffen *Pflegeziele* Prioritäten und Gewichtungen für ATP-G-Interventionen (Unterscheidung zwischen wichtig/sinnvoll und weniger wichtig/sinnvoll), z. B. ...

- ist dadurch für einzelne (maximal drei) Pflegeziele ein häufigeres Trainieren der Alltagskompetenzen möglich. Der Patient erlebt gezielte Erfolge und erlangt damit die Motivation, um eine Ressourcen weiter zu entwickeln.
- können weitere, nicht als Ziele genannte, Interventionen passiv durch Pflegende durchgeführt werden.
- kann der tägliche Arbeitsablauf der Pflege strukturiert werden. Ein stressbedingtes Arbeiten wird verringert und ein ruhigerer Umgang mit dem Patienten wird gefördert.
- sind die notwendigen Therapien mit dem Therapeuten zu bedenken. Sie können für ältere und besonders für kranke alte Menschen sehr herausfordernd sein. Deshalb sind die wohldosierten ATP-G-Interventionen gut zu planen. ATP-G ist *auch eine Haltung und besteht nicht ausschließlich aus Interventionen.*
- Die wichtigen Ruhe- und Erholungsphasen für den Patienten gehören ebenfalls dazu.
- Zudem wird eine Zielerreichung der Selbsthilfekompetenzen des Patienten begünstigt. Er erlebt größere Erfolgserlebnisse. Sind die Zielvereinbarungen vorrangig in den Pflege-und Handlungsschwerpunkten der Beziehungsarbeit und der Bewegung vereinbart, wachsen das Vertrauen/Zutrauen zu sich selber und zur Beweglichkeit. Die positiven Auswirkungen erleben wir dann auch in den Bereichen der Selbstversorgung (▶ Kap. 6.4.2 Zielvereinbarungen mit dem Patienten).

> Sich Zeit nehmen für die Zielvereinbarung, spart nachher Zeit und gibt Struktur für Patient und Pflegekraft!

Merke

6.4   Zieldefinitionen

Um dem Patienten seine Fortschritte zeitnaher erfahren zu lassen, und damit er nicht angesichts eines »Riesenbergs bis zu seiner Genesung« den Mut verliert, sind die großen Fernziele sinnvollerweise zu unterteilen. Wobei in der Regel als erstes das Fernziel ermittelt wird. Ein Fernziel kann der Dauer des stationären Aufenthaltes entsprechen. Ein Nahziel kann auch als Wochenziel bezeichnet werden.

Tab. 6.1:
Zielunterteilung mit Beispielen

Nahziele/Wochenziele	Fernziele/Aufenthaltsziele
• Unter Nahzielen versteht man einzelne, »kleinere« Pflegeschritte, die zu einem Fernziel führen sollen. • Mehrere Nahziele können nacheinander oder parallel ablaufen, um in Richtung Fernziel voranzukommen. • Beispiel: »Der Patient wäscht sich Hände und Gesicht nach Vorbereitung der Utensilien selbständig.«	• Unter Fernzielen versteht man übergeordnete, »große« Ziele, die nach Durchlaufen des gesamten Pflegeprozesses erreicht werden sollen. • Beispiel: »Der Patient wäscht sich den Oberkörper selbständig.«

In einem Pflegekonzept sind auch Zielermittlung, -festlegung und -erreichung zu regeln, z. B.:

- Der Pflegeprozess und demnach auch die Zielformulierungen werden ausschließlich von 3-jährig examinierten Pflegekräften gesteuert und verantwortet.
- Die Ziele sind individuell nach pflegerischen Behandlungsschwerpunkten in Bezug auf die Hauptdiagnose/dem aktuellen Ereignis festzulegen.
- Beim Aufnahmegespräch und bei der Evaluierung wird der Patient zu seinen Zielen befragt.
- Im Pflegebereich sind innerhalb von 24 h nach Aufnahme ein bis drei Ziele zu formulieren.
- Die Ziele werden schriftlich in dem entsprechenden Formular festgehalten.
- Die Ziele sind ein Mal pro Woche am Tag vor der Teambesprechung zu prüfen/zu evaluieren und ins Teamsitzungsprotoll einzutragen.
- Die Mittagsübergabe bietet den Pflegemitarbeitern einen Rahmen gemeinsam über die aktuellen Patientenziele zu sprechen und sich gegenseitig bei der Formulierung zu unterstützen.
- Diese Formulierungen finden sich in den wöchentlichen Fallbesprechungen auf dem Protokoll wieder.
- Ist eins der Nahziele erreicht, wird es schriftlich notiert.
- Neues Nahziel ist im Rahmen des formulierten Fernziels zu beschreiben.

- Ist das Nahziel nicht erreicht, ist es zu prüfen, zu aktualisieren und die Maßnahmenplanung entsprechend zu gestalten und in der nächsten Woche einer weiteren Evaluation zuzuführen.
- Eine Formel zur Zielerstellung, z. B. SMART-Formel ist zu beachten!

6.4.1 SMART-Formel

Die SMART-Formel ist weit verbreitet und bekannt. Deshalb haben wir uns im ersten Band für diese Formulierung entschieden (vgl. Bartels/Eckardt/Wittrich 2019).
Dieses Akronym setzt sich aus folgenden Begrifflichkeiten zusammen:

Spezifisch

- Das Ergebnis ist klar/präzise, genau und detailliert zu formulieren.
- Was genau soll erreicht werden?
- Man hat sich zu vergewissern, dass der Patient es verstanden hat.

Messbar

- Ein Ziel muss prüfbar sein.
- Wie genau kann es gemessen werden?

Attraktiv

- Das Ziel ist angemessen, ausführbar oder anspruchsvoll, eben attraktiv zu benennen.
- Die Formulierung wird positiv artikuliert. Verneinungen und negative Beschreibungen (»nicht«, »kein« o. ä.) sind zu vermeiden.
- Ist das Ziel für den Patienten motivierend formuliert?

Realistisch

- Das Ziel ist individuell auf genau diesen Patienten bezogen erreichbar zu definieren.
- Ist das Ziel durch den Patienten selbst, durch unterstützenden Einsatz von Hilfsmittel (Ressourcen) zu erreichen?

Terminiert

- Ein Nahziel muss individuell auf diesen Patienten bezogen innerhalb einer Woche oder einer definierten Zeit erreicht werden können.

> Je SMARTER ein Ziel formuliert ist, umso sicherer ist das Ziel!

Merke

6.4.2 Zielvereinbarungen mit dem Patienten

 Praktisches Beispiel von Frau Sch., 67 Jahre, alleinlebend

Frau Sch. ist an Heiligabend in ihrer Wohnung gestürzt und über die Notaufnahme in eine große Hamburger Klinik eingewiesen worden.
Diagnose: Femurfraktur rechts nach Sturz
Patientenbedarfsgruppe bei der Aufnahme: BG 3 ATP-G (vgl. Bartels/Eckardt/Wittrich 2019)

Ressource:

- Sie will wieder fit werden, unabhängig sein und spricht sich selber Mut zu.
- Sie findet sich in Ihrer Umgebung zurecht.
- Sie akzeptiert Strukturvorgaben für den Transfer.
- Sie ist offen gegenüber Neuem.

Problem:

- Aufgrund schlechter Erfahrungen im Vorkrankenhaus ist sie sehr misstrauisch.
- Durch ihren Sturz hat sie große Angst vor Bewegung und Schmerz.
- Sie ist stark übergewichtig – ca. 100 kg.
- Sie hat eine ausgeprägte Arthrose im rechten Knie.

Pflegeziel:

- Aufbauen von Vertrauen.
- Frau Sch. bekommt in der ersten Woche eine mögliche Strategie mit Anleitung für einen Transfer mit Unterstützung der Pflegenden aufgezeigt. Damit ist sie sehr einverstanden.

Bei Frau Sch. wurden bewusst nur je ein Ziel in nur zwei Handlungs- und Pflegeschwerpunkte formuliert, *also insgesamt zwei Ziele*. Die Beziehungsarbeit, als eine vertrauensbildende Maßnahme, war Voraussetzung um eine sehr körpernahe Unterstützung durch die Pflegenden zu ermöglichen. Durch ihre Schmerzen und Unbeweglichkeit beim Lernen der Bewegungsübergänge, bzw. des tiefen Transfers, tat sie sich sehr schwer und war sehr schnell erschöpft. Sie hat sich auf diese »mögliche vorgegebene« Strategie eingelassen.

Aufgrund dieser Anamnese der Patientin wird sie der Bedarfsgruppe 3 zugeordnet (▶ Tab. 6.2, gelbe Markierung).

In einem Interview berichtete die Patientin nach drei Wochen stationärem Aufenthalt, dass sie sich den Oberkörper wieder alleine pflegen kann und teilweise auch den Unterkörper. Dies war als Ziel in der Selbstversorgung nicht vereinbart worden. Zu Beginn des Aufenthaltes hat die Pflegende die Pflege übernommen und diese nach und nach an die Selbstständigkeit der

Merkmale	Bedarfsgruppe 1	Bedarfsgruppe 2	Bedarfsgruppe 3	Bedarfsgruppe 4
Ressourcen: sensomotorisch/funktionell, kognitiv, psychisch	Patient kann Ressourcen automatisiert nutzen. Ressourcen werden genutzt und gefestigt.	Patient kann mit Einschränkungen Ressourcen automatisiert nutzen. Ressourcen werden aktiviert, genutzt und gefestigt.	Patient kann sich in geringem Umfang mit Ressourcen automatisiert beteiligen. Ressourcen werden aktiviert, genutzt und gefestigt.	Patient kann seine Ressourcen nicht selbstständig abrufen, Ressourcen werden angebahnt. Angebahnte Ressourcen werden aktiviert, genutzt und gefestigt.
Ausmaß der Einschränkungen und Defizite	Leicht	Mäßig	Schwer	Schwerst
Unterstützungsbedarf/ Förderungsumfang	Geringfügige Hilfestellung bei Einzeltätigkeiten	Teilweise Hilfestellung bei Einzeltätigkeiten	Umfangreiche Hilfestellung bei komplexen Tätigkeiten	Überwiegende Hilfestellung bei komplexen Tätigkeiten
Schwerpunkte der Aktivierend-therapeutischen Pflege	• Beratung • Training • Vor- und Nachbereitung	• Anleitung • Fazilitation • Führung • Hilfestellung im Umgang mit Hilfsmitteln	• Anleitung • Fazilitation • Führung • Hilfestellung beim Einsatz von Hilfsmitteln	• Fazilitation • Führung ist bei Einzeltätigkeit möglich • Einsatz von Hilfsmitteln zur Aktivierung von Ressourcen
Besonderheiten/Merkmale der einzelnen Bedarfsgruppen	Geringfügige Bedenken hinsichtlich der Sicherheit bzw. Risiken bestehen, die der Patient von sich aus beachten kann.	Sicherheitsbedenken erfordern eine zeitweise Beaufsichtigung bei der Ausführung der Aktivitäten.	Sicherheitsbedenken erfordern eine ständige Beaufsichtigung bei der Ausführung der Aktivitäten.	Sicherheitsbedenken erfordern eine überwiegende Beaufsichtigung bei der Ausführung der geringfügigen Aktivitäten.
Zusätzliche Aspekte	Patient benötigt erheblich mehr Zeit, als ein gesunder Mensch gleichen Alters.		-	Einzelne Tätigkeiten können nur mit Unterstützung durch zwei Pflegekräfte ausgeführt werden.

Tab. 6.2:
Bedarfsgruppen

- Die beginnende Schicht, ist auf den aktuellsten Informationsstand zu bringen.

Allgemeine Informationen, die zu bedenken sind

- Patienten in der Geriatrie verfügen in allen Bedarfsgruppen der ATP-G über Fähigkeiten und Fertigkeiten, die ihnen ermöglichen ihre Alltagskompetenzen zu erhalten, zu verbessern und/oder (wieder) zu erlangen (▶ Kap. 1.4).
- Übergabe und Pflegeberichtsdokumentation sind entsprechend den tatsächlichen Gegebenheiten zu berichten/zu schreiben. Beachtet werden muss die Frage: »Weshalb benötigt der Patient (noch) eine geriatrische vollstationäre medizinische, pflegerische und/oder therapeutische Behandlung?«
- Nicht aussagefähige oder bereits anderenorts beschriebene Sachverhalte sind zu vermeiden (keine Doppeldokumentation!).
- Formulierungen, die einen stationären Aufenthalt in Frage stellen (obliegt dem Behandlungsverantwortlichen) oder diesen unlogisch erscheinen lassen, sind ebenfalls zu vermeiden.
- Im Pflegebericht werden ausschließlich Besonderheiten, die sonst nirgends dokumentiert werden können, berichtet. *Es ist nicht der Platz, die ATP-G in ihrer Ausführung zu beschreiben! Dafür steht das hauseigene Pflegekonzept als Strukturvorgabe zur Verfügung* (▶ Kap. 5.1, weitere Ausführungen zum Thema Pflegemaßnahmenbogen).

Praktische Umsetzung der Übergabe

- Die Mitarbeiterinnen benötigen entweder Patientenlisten (Datenschutz beachten) oder Notizblätter, um sich notfalls Notizen machen zu können.
- Es nehmen alle Mitarbeiterinnen der folgenden Schicht teil (möglichst auch FSJ/BFD).
- Es ist eine ruhige Atmosphäre zu ermöglichen (geschlossener Raum, keine Mithörer – Datenschutz!).
- Nebenschauplätze sind zu vermeiden, wie z.B. Essen und Trinken, sonstige Störungen usw.
- Es ist auf eine angemessene Fachsprache zu achten (Indikator: Auszubildende verstehen die Inhalte).
- Pünktlichkeit
- Der Moderator hat auf einen angemessenen zeitlichen Rahmen zu achten.
- Eine festgelegte Struktur (Ablauf der Übergabe; ▶ Tab. 6.4) wird bei jedem Patienten beibehalten.
- Organisatorische Aufgaben (z.B. Dienstplan, etc.) werden nach Absprache zu Beginn oder am Ende besprochen.
- Telefonfreie Zone! Ein/e Mitarbeiter/-in bedient das Telefon und die Patientenrufanlage (abgebende Schicht).

Beispiel: Struktur und Inhalte der Mittagsübergabe in der Medizinisch-Geriatrischen Klinik im Albertinen-Haus, Hamburg (▸ Tab. 6.4)

- Zeit: 13.15 Uhr – 14.12 Uhr
- Die Übergabe erfolgt chronologisch anhand des Pflegemaßnahmenbogens (▸ Anlage 8, Pflegemaßnahmenbogen)
- Moderation: Pflegefachleitung (Fachpflegekraft für ATP-G), in Abwesenheit übernimmt die Schichtleitung

Struktur	Inhalte
Neuaufnahmen Aufnahmetag	• Vorstellen des Patienten (sofern bereits Informationen zur Verfügung stehen) • Checkliste Aufnahmemanagement und auf der Rückseite des Maßnahmenbogens (▸ Anlage 8, Pflegemaßnahmenbogen; Rückseite hier nicht abgebildet)
Neuaufnahmen am nächsten Tag/innerhalb von 24 Stunden	• Diagnosen, Sozialanamnese, Status vor jetzigem Krankenhausereignis • Ressourcen, Probleme und Ziele in mindestens einem bis max. drei Pflege- und Handlungsschwerpunkten (Prioritäten setzen) sind zu benennen und im Pflegemaßnahmenbogen zu dokumentieren • evtl. Checkliste (hausintern) Aufnahmemanagement vervollständigen • PKMS-E prüfen anhand des Barthel-Index/hausinternes Verfahren
Patientenvorstellung anhand des Visitenbogens (interner Bogen)	• evtl. Diagnosen und **Zusammenfassung** des Genesungsverlaufs sowie der 1. Zielvereinbarung, wenn der Patient nicht bei allen MA bekannt ist • evtl. bevorstehende Untersuchungen sowie Besonderheiten (z. B. CT, Abstriche…)
Übergabe zu den aktuellen Handlungs- und Pflegeschwerpunkten des Patienten: Zusammenfassung innerhalb eines Schwerpunktes ist möglich: • Aspekte der Beziehungsarbeit • Bewegung • Selbstversorgung • Sonstiges	Jeder Schwerpunkt wird inkl. • der Ressourcen (ohne Ressourcen wenig Motivation und Zielerreichung erschwert!), • der Pflegeprobleme (keine Defizite!), • der **täglichen** Nennung der Zielvereinbarungen genannt. z. B. *Ressource:* • in diesem Schwerpunkt kann der Patient erfolgende Tätigkeiten alleine/mit Hilfe usw. ausführen… *Problem:* • der Patient hat in dem Schwerpunkt das Problem…

Tab. 6.4: Struktur und Inhalte der Mittagsübergabe

Struktur	Inhalte
	*Zielvereinbarungen **mit** dem Patienten:* • mit dem Patienten ist folgendes Ziel vereinbart…, • Hausinterne festgelegte Vorgaben für eine Ziel-vereinbarung (▸ Kap. 6) beachten, z. B. Zeitvorgabe, SMART, usw. • täglicher Austausch über zielorientierte Fortschrit-te/Stagnation *Die Pflegemaßnahmen sind dokumentiert und werden nicht in der Übergabe wiederholt!* *Es sei denn, sie führen zu Problemen, siehe oben.*
Zielkontrolle bei Bedarf, spätestens nach 7 Tagen (1 Tag vor der Teambe-sprechung)	Ressource, Problem (Status und Behandlungsergebnis) und neue Zielformulierung oder Zielanpassung (wird vom Spätdienst in den Pflegemaßnahmenbogen und **in das Protokoll** der wöchentlichen Teambesprechung (OPS 8-550) übertragen).
Entlassungen für den nächsten Tag werden benannt	Noch nicht abgearbeitete Items der Checkliste »Ent-lassungsmanagement« (hausintern) werden für die nachfolgende Schicht benannt.

Das Pflegeziel wird bei jeder Übergabe genannt!

Merke

> Sich gemeinsam mit dem Patienten Ziele setzen und diese systematisch umzusetzen, ist eines der wirkungsvollsten Instrumente einer aktiven Genesung und führt demnach zum Erreichen der möglichen Alltags-kompetenz. Dies führt auch für Pflegende zu vielen Erfolgserlebnissen!

6.6 Evaluierungen der Pflegeziele

ATP-G-(Nah-)Pflegeziele sind möglichst gemeinsam mit dem Patienten oder den Zugehörigen zu evaluieren und/oder zu aktualisieren. Günstig ist es, ein Formular oder Checkliste zu benutzen. Der Einsatz eines Formulars fördert unter anderem ein Vergleich der Ergebnisse und stellt somit eine Quali-tätssicherung dar und kann dem Patienten evtl. einen Erfolg zur erneuten Motivation aufzeigen. Ebenso erleben die Pflegenden eine realistische Anerkennung, Bestätigung und auch Motivation.

Folgende Fragen/Items können dabei unterstützen

- Wie ist der aktuelle Zustand des Patienten?
- Wird das gemeinsam festgelegte Ziel von Pflege und Patient akzeptiert?
- Hat sich der Zustand/die Situation positiv/negativ verändert?
- Ergeben sich daraus veränderte Ressourcen, Probleme oder Komplikationen?
- Wie äußert sich der Patient zu seiner Befindlichkeit? Fühlt er sich wohl?
- Ist er motiviert?
- Welche Wünsche hat er? Sind sie realistisch?
- Sind Fortschritte bzgl. der festgelegten Ziele zu verzeichnen? (Zielannäherung)
- Welche Wirkungen (anstrengend, zu belastend) haben die aktivierend-therapeutischen Pflegemaßnahmen auf den Patienten?
- Konnten die Maßnahmen wie geplant durchgeführt werden?
- Welche Gründe gibt es für nicht durchgeführte Maßnahmen?

> Nächstes Nahziel festlegen oder bisheriges Ziel konkretisieren oder bestätigen!

Merke

Literatur

Bartels, F.; Eckardt, C.; Wittrich, A. (2019): Aktivierend-therapeutische Pflege in der Geriatrie, Band 1: Grundlagen und Formulierungshilfen, 2. Auflg., Kohlhammer Verlag, Stuttgart

BVG (2018): Kodierhandbuch Geriatrie, Auslegungshinweise der MDK-Gemeinschaften OPS 8-550/8-98a, Version 2018, Schülingverlag, Münster

7 Dokumentation der Ziele und ATP-G-Pflegeinterventionen

Friedhilde Bartels

7.1 Pflegemaßnahmenbogen

Bereits 2010 ist der erste Pflegemaßnahmenbogen den Bedarfsgruppen und den Handlungs- und Pflegeschwerpunkten der ATP-G angepasst worden, (▶ Tab. 5.1, Zuordnung der AEDLs zu den drei Handlungs- und Pflegeschwerpunkten). 2016 wurde er evaluiert. Dabei wurden die Pflegefachleitungen und Pflegenden um Verbesserungsvorschläge gebeten. Die eingereichten Vorschläge waren sehr umfangreich und es ist ein langer Bogen entstanden. Es musste entschieden werden zwischen Kürzen des Bogens mit der Konsequenz, dass der Pflegebericht ausführlicher zu führen ist und einem ausführlichen Pflegemaßnahmenbogen im Ankreuzverfahren. Entstanden ist ein Pflegemaßnahmenbogen mit Ankreuzverfahren, bei dessen Evaluation selbstverständlich sehr darauf geachtet wurde, dass es so wenig »Ankreuzkästchen« wie möglich gibt und dass es zu keiner Doppeldokumentation mit dem Pflegebericht kommt. Eine individuelle, patientenorientierte Planung und Dokumentation ist dadurch gegeben.

Im Anhang sehen sie das Ergebnis (▶ Anlage 8). Der Pflegemaßnahmenbogen dient sowohl der Zielplanung als auch der Dokumentation und ist für 14 Tage konzipiert. »Maßnahmen und Ziele einer auf die Verbesserung der Selbständigkeit abzielenden Aktivierend-therapeutischen Pflege müssen aus der Dokumentation erkennbar sein. Pflegefachkräfte, die durch zusätzliche Qualifikationen in geriatrisch-rehabilitativen Pflegeaspekten/-konzepten fortgebildet sind, müssen an der Aktivierend-therapeutischen Pflege beteiligt sein« (▶ Tab. 6.3, Auslegungshinweise der MDK-Gemeinschaften OPS 8-550/8-98a, Version 2018).[9]

Diese Aussage hat dazu geführt, dass wir einen kombinierten Zielplanungs- und Dokumentationspflegemaßnahmenbogen entwickelt haben. Ressource, Probleme, und Pflegeziele können direkt bei den einzelnen Handlungs- und Pflegeschwerpunkten eingetragen werden. Die entsprechenden und richtigen Pflegemaßnahmen sind dieser Zielsetzung zugeordnet. Die Planung der Maßnahmen erfolgt über farbliche Kennzeichnung. Die Pflegenden haben die Ziele und die zugeordneten Interventionen immer vor Augen!

---

9 https://kcgeriatrie.de/Info-Service_Geriatrie/Documents/2017_Auslegungshin¬weise_8-550.pdf, 3.3.2019, 20.00 Uhr

Bestehen Besonderheiten, die bei den Interventionen bedacht werden müssen, sind in der entsprechenden Zeile zu vermerken.

Bei den Interventionen ist pro Untergruppe der Handlungs- und Pflegeschwerpunkte eine Leerzeile für zusätzliche oder besondere Maßnahmen eingeplant.

Jeweils in der Zeile neben den Handlungs- und Pflegeschwerpunkten ist die Aufenthaltswoche des Patienten zu dokumentieren. In der Zeile darunter ist jede Woche die Bedarfsgruppe und die S-PPR-Stufung einzutragen. Dafür ist ein Wochentag festzulegen.

Die Merkmale des Unterstützungsbedarfs und Förderumfangs der Bedarfsgruppen (vgl. Bartels/Eckardt/Wittrich 2019) sind zum Ankreuzen in den Unterzeilen zu finden.

Führt eine Pflegende die Interventionen durch, ist dafür kein Ankreuzkästchen notwendig. 2 PP bedeutet, dass diese Maßnahme zu zweit durchgeführt werden kann/muss.

7.2 Pflegebericht

* Gibt es *zusätzlichen* Informationenbedarf und/oder Besonderheiten, die sonst nirgends zu dokumentieren sind, ist der Pflegebericht dafür geeignet.
* Sind für den Patienten Ressourcen, Probleme, und Ziele wöchentlich beschrieben, evaluiert und gibt es außer der nach Durchführung abgezeichneten Pflegemaßnahmen, keinen *zusätzlichen* Informationenbedarf und/oder Besonderheiten zu berichten/dokumentieren, kann der Pflegebericht in der MGK ausnahmsweise leer (hausintern) bleiben. Die Unterschrift des Mitarbeiters ist aber auch in diesem Fall erforderlich. Datum und Uhrzeit sind stets zu vermerken.
* Nicht aussagefähige oder bereits anderenorts beschriebene Sachverhalte sind strikt zu vermeiden!
* Formulierungen, die einen stationären Aufenthalt (Verantwortung obliegt dem behandelnden Arzt) in Frage stellen oder unlogisch erscheinen lassen, sind seitens der Pflege zu vermeiden, wie z. B.:
  - Pat. versorgt sich selbst
  - Pat. ist selbstständig
  - Keine pflegerischen Besonderheiten
  - Pat. fordert keine Hilfe nach ATP-G
  - Pat. gab keine (weiteren) Beschwerden an

Durch diese Formulierungen stellen wir das Konzept der Aktivierend-therapeutischen Pflege in der Geriatrie in Frage!

8.1 Mögliche Grundsätze der hausinternen Fortbildung

- Grundlage ist eine hausinterne Dienstvereinbarung zur Fort-und Weiterbildung.
- Um den verändernden Anforderungen der Geriatrie gerecht zu werden und um sich neue berufliche Perspektiven zu erschließen, »*sind die Mitarbeiter und Mitarbeiterinnen verpflichtet, ihre Leistungsfähigkeit und Kompetenz zu erweitern.*« Die Geschäftsleitung stellt dafür ein FB-Budget für die Pflege in der Geriatrie und teilweise/überwiegend oder komplette Arbeitszeit zur Verfügung. Eine Planung kann ausschließlich in Abhängigkeit vom FB-Budget erfolgen.
- Die jährliche FB-Planung ist bedarfsorientiert nach den aktuellen Anforderungen der MGK und soweit es möglich ist, in Abstimmung mit den beruflichen Interessen der MA festzulegen.
- Grundlage der Bedarfsermittlung ist ein Abgleich zwischen den Anforderungen der Dienststelle und den Interessen, Bedürfnissen und Erwartungen der Beschäftigten.
- Die MA werden durch konkrete Fortbildungsveranstaltungen zur Mitgestaltung und zur kompetenten Anwendung bei den Pflegeinterventionen qualifiziert.
- Die hausinternen und die extern angebotenen FB und WB sind praxisnah, handlungsorientiert und soweit sinnvoll und möglich, weisen sie einen hohen Trainingsanteil auf.
- Die voraussichtliche Verpflichtungszeit ist in der Qualifizierungsmatrix (Q-Matrix) aufgeführt.
- Die Verpflichtungsmodalitäten werden von der Personalabteilung erstellt und können außer den Teilnahmegebühren, Reise- und Übernachtungskosten, die Arbeitsausfallzeiten beinhalten.
- Durch die Jahresplanung und dem vorher festgelegten Fortbildungsbudget, obliegt es dem Vorgesetzten, ob und in welcher Höhe Fortbildungskosten sowie mögliche Reise- und Übernachtungskosten vom Arbeitgeber übernommen werden. Gleiches gilt für die Dauer der Freistellung zur Teilnahme an der Fortbildung. Die Q-Matrix dient zur Orientierung!
- Unberührt bleiben Veranstaltungen, die nach dem Hamburgischen Bildungsurlaubsgesetz beantragt (BFQG) und als Bildungsveranstaltungen anerkannt werden.
- Das Fortbildungskonzept umfasst Veranstaltungen, die im überwiegenden dienstlichen Interesse liegen.
- Die Qualifizierungsmatrix legt pro Pflegeberuf/Funktion den Anspruch auf eine FB fest, *nicht* den Anspruch auf sofortige Umsetzung.

8.2   Ziele der Fortbildung

- Die Motivation und Leistungsbereitschaft der Pflegenden steigern.
- Grundsätzlich Mitarbeiterinnen und die Mitarbeiter fördern und fordern, durch erweiterte Qualifikation, Kompetenz zur Einsetzung und umsetzen von Professionalität.
- Pflegende in die Lage versetzen, dass sie die Wahrnehmung der Arbeitsaufgaben, besonders zur Einschätzung von Patienten, ausüben können.
- Eine stärkere Einsatzbreite der Pflegenden als Voraussetzung für einen dienstlich geplanten vielseitigen Einsatz zu realisieren.
- Die Schlüsselqualifikationen wie Methoden, Sozial- und Führungskompetenz fördern.
- Eine notwendige, berufsübergreifende, langfristig verwertbare Fähigkeit und Fertigkeit, die eine rasche Umstellung auf veränderte berufliche Situationen ermöglicht, bahnen.
- Arbeitseinheiten durch verbesserte Verhältnisse zwischen Pflegende, im interdisziplinären Team und mit Vorgesetzten durch verbesserte Kommunikation effektiv gestalten.
- Die fachliche, methodische und soziale Kompetenz jedes einzelnen Teammitgliedes vergrößern sich.
- Dienstleistungen verbessern durch
  - Kompetenzentwicklung.
  - Sicherung der Pflegequalität.
  - Sozialkompetenz/Selbstreflexion.
  - *Eigene gesundheitsfördernde Aspekte erkennen und anwenden lernen.*
- Eine verbesserte Fach- und Sozialkompetenz durch konkrete Formulierungen von Lernzielen (sich im Vorfeld schriftlich mit den Inhalten der zu besuchenden Fort- und Weiterbildung auseinandersetzen) fördern.

8.3   Fortbildungsmatrix

In der Fortbildungsmatrix ist festgelegt, welche Fort-und Weiterbildungen für wen geeignet, vorgesehen und notwendig sind, um eine konstante Pflegequalität zu erhalten. Sie bildet die Grundlage für kostenpflichtige Fort- und Weiterbildungen inkl. der Verpflichtungszeit. Abgebildet wird, ob eine bezahlte Freistellung und ob die Teilnahmegebühren vom Arbeitgeber übernommen werden. Zum Beispiel benötigen die Stationsleitungen u. a. einen Stationsleitungskurs oder die Pflegefachleitungen die Qualifizierung zur Fachpflegekraft für ATP-G.

Die Module der Fachweiterbildung für die Geriatrie sind so aufgebaut, dass sie einzeln besucht werden können. Gemäß einer Qualifizierungsma-

153

trix legen wir bereits seit Jahren den Fortbildungsbedarf fest. Dies bedeutet z. B., dass alle Mitarbeiter und Mitarbeiterinnen, die in der Grundpflege/ ATP-G tätig sind (wie z. B. die Pflegeassistenz), die Fortbildungen erhalten, die sie für die Umsetzung der Aktivierend-therapeutischen Pflege in ihrem Verantwortungsbereich in der direkten sowie indirekten Pflege (Führung) benötigen.

Erklärungen der Abkürzungen in der Fortbildungsmatrix (▶ Anlage 1).

8.4 Fort- und Weiterbildung planen

8.4.1 Fortbildungsbedarf ermitteln

Jeder Mitarbeiter kann unabhängig von der Matrix und der unten aufgeführten Items einen Antrag auf Fort- und Weiterbildung stellen.

Die Ermittlung des Fort- und Weiterbildungsbedarfs direkt vor Ort durch die Stationsleitung ergibt sich aus unterschiedlichen Quellen:

- Aktuelle politische Vorgaben (Gesetzesänderungen etc.)
- Anforderungsprofil/Tätigkeitsbeschreibung der einzelnen Beschäftigten
- Technischer Fortschritt
- Qualifizierungsstufen der praktischen Umsetzung von ATP-G (▶ Kap. 9.1 Qualifizierungs- und Karriereplanung)
- Individuelle Karriereplanung und Bedarf an Fort- und Weiterbildungen werden in Jahresgesprächen mit dem direkten Vorgesetzten ermittelt.
- Die Fortbildungsmatrix dient als Rahmenplan (▶ Anlage 1, Fortbildungsmatrix).
- Bedarfe ermitteln anhand des kontinuierlich geführte FB-Controllings inkl. der Wiederholungszeiten und der Qualifizierungsmatrix
- Anzahl der Fort- und Weiterbildungszeiten ermitteln und prüfen, ob die Dienstplanung gewährleistet werden kann.
- Zeitplanung mit der Urlaubsplanung koordinieren
- Zeiten der Pflichtveranstaltungen, haus- und pflegeinterne und interdisziplinäre Fortbildungen beachten!
- Mitarbeitervertretungen bei der Erstellung von Fortbildungskriterien bei Ausschreibungen involvieren.
- Anzahl der Teilnehmer pro kostenintensive Fortbildung stationsübergreifend mit den Stationsleitungen vor der stationsinternen Planung festlegen (Budgetplanung).
- Dafür die Kriterien für die Ausschreibungen und Auswahl von Mitarbeitern festlegen (z. B. Praxisanleiter/-innen)
- Fort- und Weiterbildungen in die Jahresübersichtsplanung (▶ Anlage 2) eingetragen.

- Auf der Grundlage der Jahresplanung wird das Fortbildungsbudget mit dem/der Vorgesetzten schriftlich vereinbart.
- Die Jahresübersichtsplanung ist anschließend dem vereinbarten Budget anzupassen, indem nach vorher festgelegten Kriterien die Auswahl der FB und der Teilnehmer erfolgt. Zu bedenken ist eine Selbstbeteiligung der Pflegenden.
- Gesamte Jahresübersicht wird von der Pflegedienstleitung erstellt und an die Stationen verteilt. Eine Beispielseite findet sich im Anhang (▶ Anlage 2).

8.4.2 Umsetzung der Fort- und Weiterbildungsplanung

Kostenübernahme

- Werden vom Mitarbeiter beantragt, von der Stationsleitung und Pflegedienstleitung unterschrieben, nach der hausinternen Dienstvereinbarung und der Auflistung in der Matrix behandelt.
- Verpflichtungserklärung erfolgt über die vom Arbeitgeber übernommenen Kosten, z. B. Teilnahmegebühren, Reise und Übernachtungskosten und Personalkosten. Dazu wird von der Personalabteilung eine mitarbeiterbezogene Auflistung erstellt und der Vertrag an die Mitarbeiterin/den Mitarbeiter gesendet.

Anträge der Fort- und Weiterbildungen im Budgetbereich

- Anfang des FB-Jahres werden alle geplanten Fort- und Weiterbildungsanträge gestellt.
- Die Genehmigung der schriftlichen Anträge durch PDL *und Weiterleitung an die MAV.*
- Genehmigte Anträge und den Kostenübernahmevertrag erhält der MA zurück und kümmert sich selber um die Anmeldung der Fortbildung.
- Eine Kopie der Bestätigung erhält die Stationsleitung und aktualisiert das Fortbildungscontrolling.
- Ablehnung wird handschriftlich auf dem Antragsschreiben vermerkt und an den Antragsteller/ die Antragstellerin zurückgegeben.

8.4.3 Konkrete Planung der Fortbildung (inkl. Tagesveranstaltungen) auf Station

Um eine gute Einbindung der Ergebnisse in den Stationsalltag zu gewährleisten, ist es sinnvoll, die gegenseitigen Vorstellungen und Erwartungen in einem kurzen Gespräch vorher und nach der Fort- und Weiterbildung zu thematisieren.

Praxis-Theorie-Transfer-Gespräch: Mitarbeiter und Stationsleitung (▶ Anlage 3)

Gesprächsprotokoll mit dem Ziel:

- Inhalte von Fortbildungsveranstaltungen und Gelerntes nachhaltig in den Pflegealltag integrieren, praktisch umsetzen.
- »Die Praxis ins Seminar holen« und umgekehrt.
- Die zielgerichtete Personalförderung und -entwicklung.
- Die Integration der Seminarerfahrungen von vornherein für die Praxis sicherstellen.
- Verbindliche Ausrichtung auf den Transfer schon vor dem Seminar.
- »Unter vier Augen«– das verpflichtende Transfergespräch mit dem Ziel der Personalförderung und -entwicklung.

Ein Protokoll, das für Transfergespräche vor der Veranstaltung genutzt werden kann, findet sich im Anhang (▶ Anlage 3).

Fortbildungsteilnahme

- Die Teilnahme an der *gesamten* Fortbildung ist Pflicht (Kostenübernahme und/oder Freistellung).

Jeder MA kann sich über die Stationsleitung eine Übersicht der absolvierten FB pro Jahr ausdrucken lassen.

Theorie-Praxis-Transfer-Gespräch: Mitarbeiter und Stationsleitung (▶ Anlage 3, 2. Teil)

Gesprächsprotokoll mit Rückmeldung der Fortbildung und relevanten Umsetzungen in die Praxis

- Sehr sinnvoll und wenn zeitlich zu gestalten, alle 2 Monate in der Stationsbesprechung kurze Rückmeldung mit Bericht und evtl. neuen Erkenntnissen und Vorschläge zur Umsetzung – evtl. Notiz ins Stationsbesprechungsprotokoll.
- Gesprächsprotokoll verbleibt unter Verschluss bei der Stationsleitung.

Erfolgskontrolle

- Kontinuierlich geführtes Controlling und Qualitätssicherung (Erfassung aller Fort- und Weiterbildung und der Qualifizierungsstufen) durch die Stationsleitungen.

9 Qualitätssicherung in der Anwendung von ATP-G

Friedhilde Bartels

Pflegequalität wird nach verschiedenen Modellen/Konzepten beschrieben. Unter anderem kann sie nach dem Qualitätsmodell nach Donabedian[10] als Grad der Übereinstimmung zwischen Ergebnis und zuvor formuliertem Pflegeziel definiert werden (vgl. Hassler 2011). Eine zielorientierte Pflege kann nur ausgeführt werden, wenn Pflegende in die fachlich qualifizierte Lage versetzt werden, Interventionen so anzuwenden, dass ein Patientenziel auch erreicht werden kann. Welches Know-how ist dafür notwendig?

Des Weiteren gibt es das Vier-Stufen-Modell für Pflegequalität von Fichtner und Meier (1998). In den Beschreibungen der Qualitätsstufen für die Anwendung der ATP-G gehen wir immer von dem Bedarf der Stufe 3 »Angemessene Pflege« aus. Besonders bei der Delegation von Aufgaben der ATP-G mit einem therapeutischen Ansatz, sind die Erwartungen an die Qualifizierungen deutlich zu definieren. Das haben Friedhilde Bartels, Magdalena Bruss, Claudia Eckardt und Sarah Eschmann in der Beschreibung der Qualifizierungsstufen getan.

Wir haben die Qualifizierungsstufen in Anlehnung an Patricia Benner erstellt – diese ist eine amerikanische Pflegewissenschaftlerin, die die 5 Stufen der Pflegekompetenz entwickelt hat. Dabei haben wir uns nicht ausschließlich an die fünf Kompetenzstufen gehalten, sondern uns nach den drei Handlungs- und Pflegeschwerpunkten gerichtet. Ebenso haben wir die Kategorien selbst definiert. Die zwei Handlungs-und Pflegeschwerpunkte

- Aspekte der Beziehungsarbeit und
- Bewegung

sind die wesentlichen Voraussetzungen für das Erreichen von individuell vereinbarten Zielen mit dem Patienten. Diese Schwerpunkte finden sich übergeordnet und immer in dem Handlungs- und Pflegeschwerpunkt der Selbstversorgung wieder.

Damit Pflegeassistenzen in ihrer (Mit-)Verantwortung die ATP-G in der Selbstversorgung durchführen dürfen, müssen sie in beiden Handlungs-und Pflegeschwerpunkten die Qualifizierungsstufe 3 (Grundwissen) erreichen. Diese Stufe haben sie mit einem Audit abzuschließen. Dafür erhalten sie einen Befähigungsnachweis.

---

10 https://de.wikipedia.org/wiki/Qualit%C3%A4tsmodell_nach_Donabedian, 18.10.2017, 22.00 Uhr

- Die Betreuung/Kommunikation der Patienten erfolgt in allen Stufen gemäß den rechtlichen Grundlagen, der Regeln des International Council Nurse (ICN) und den entsprechenden Vorgaben der geriatrischen Konzepte sowohl für die Patienten als auch für die anwendenden Pflegekräfte inkl. der Teambildung.
- Es sind bei der Beschreibung der Qualifizierungsstufen, sowohl die Kompetenzen in Bezug auf sich selbst (Selbstreflexivität) als MA (gesundheitsfördernd) als auch im Beziehungsbezug zum Patienten berücksichtigt worden.
- Es wird vorausgesetzt und gilt für alle Qualifizierungsstufen, dass die pflegerischen Mitarbeiter Interesse an Beziehungsentwicklung jeglicher Art haben.
- Es wird vorausgesetzt, dass Pflegende Interesse an der eigenen Weiterentwicklung und somit Interesse daran haben, in der Anwendung von Beziehungsaufbau/-entwicklung Fortschritte zu erzielen.

Eine Übersicht über die Qualifizierungsstufen bezogen auf Beziehungsarbeit befindet sich im Anhang (▶ Anlage 4).

Die aufgeführten Fortbildungen, unter Voraussetzung der zu erwerbenden Qualifikation, sind teilweise Module der Fachweiterbildung und hausinternen Fortbildungen. Deren Inhalte wurden erarbeitet und sind immer wieder zu evaluieren, um für neue Mitarbeiter eine Grundlage in der Probezeit zu legen. Sie werden ebenso genutzt als kompetenzerhaltende Maßnahmen, siehe Stufe 2: Erfahrener Einsteiger und Stufe 4: erweitertes Grundwissen.

Für die notwendigen Coachingvorgaben in den Qualifizierungsstufen kann das folgende Formular genutzt werden. Diese Formulare hat jede Pflegende selbst zu führen und kann sich dadurch entsprechend qualifizieren. Die Anzahl der unterschiedlichen Coachings ist festgelegt.

Ein Formular für das stationsinterne Coaching der Beziehungsarbeit finden Sie im Anhang (▶ Anlage 5).

Beschreibung/Verständnis: Bewegen

Ziel und Präambel

- Beschreibung der Kompetenzentwicklung in der Anwendung des Bobath-Therapie-Konzeptes eingebunden in die ATP-G auf der Grundlage des jeweiligen Leitbildes und der Pflegeziele.
- Die Pflege der Patienten erfolgt in allen Qualifizierungsstufen gemäß den rechtlichen Grundlagen, der Regeln des International Council Nurse (ICN) und den entsprechenden Vorgaben der geriatrischen Konzepte, sowohl für die Patienten als auch für die anwendenden Pflegekräfte.
- Es sind bei der Beschreibung der Qualifizierungsstufen sowohl die Kompetenzen des eigenen Bewegungsverhaltens der Mitarbeiter (gesundheitsfördernd) als auch die Bewegungen und das Verhalten der Patienten berücksichtigt worden.

160

- Es wird vorausgesetzt und gilt für alle Qualifizierungsstufen, dass die pflegerischen Mitarbeiter Interesse an Bewegungen und am Bewegen jeglicher Art haben.
- Es wird vorausgesetzt, dass Pflegende Interesse an der eigenen Weiterentwicklung und somit Interesse daran haben, in der Anwendung von Bewegungen Fortschritte zu erzielen.

Eine Übersicht über die Qualifizierungsstufen bezogen auf die Bewegung befindet sich im Anhang (▸ Anlage 6).

In dem Praxisbegleitbogen für *ATP-G Handlungs- und Pflegeschwerpunkt Bewegung* wird von den Pflegefachexperten (erstellt von Magdalena Bruss und Claudia Eckardt) Bewegung geführt und beinhaltet die entsprechenden Qualifizierungsstufen zum Ankreuzen, in der die/der Pflegende angeleitet wird. Vertikal finden sich die Kriterien/Themen, die zu bearbeiten sind. Die Reihenfolge muss nicht chronologisch erfolgen. Mit Bemerkungen und den entsprechenden Unterschriften ist die Begleitung zu dokumentieren, um den Vorgaben der Qualifizierung zu entsprechen und um die nächste Stufe zu erreichen. Die aufgeführten Fortbildungen finden sich in der Matrix wieder (außer Kompetenzerhaltende Maßnahmen). Nach diesen Fortbildungen ist es besonders wichtig, dass der Theorie-Praxistransfer von den Pflegefachexperten »Bewegung« begleitet wird.

Einen Praxisbegleitbogen für *ATP-G Handlungs- und Pflegeschwerpunkt Bewegung* findet sich im Anhang (▸ Anlage 7).

Für die notwendige Kollegen-Anleitung in den Qualifizierungsstufen kann das Formular »Begleitformular Bewegung« genutzt werden. Dieses Formular hat jede Pflegende selber zu führen und sich dadurch entsprechend zu qualifizieren. Die Anzahl der unterschiedlichen Anleitungen ist festgelegt.

9.2 Weitere Qualitätskriterien

Eine transparente sowie eine gute, konkrete festgelegte (schriftlich) Aufbau- und Ablauforganisation mit einem fachlichen Pflegekonzept ist die Voraussetzungen für eine gute Pflegequalität. Nur so lassen sich Qualitätskriterien definieren, um Kennzahlen zu ermitteln.

Aber auch die beschriebenen Formulare mit den dokumentierten Inhalten, tragen bereits zur Qualitätssicherung bei.

9.2.1 Audits

Für die Pflegeassistenzen habe ich bereits auf die Audits hingewiesen (▸ Kap. 5.1.2). Auch für Gesundheits- und Krankenpflege und Altenpflege sind sie sehr sinnvoll. Bei der Durchführung haben wir festgestellt, dass es eine gute Möglichkeit ist, mit den Pflegenden ins Gespräch zu kommen und als Pflegedienstleitung habe ich sehr viel von Ihnen gelernt. Dies ist in den Darstellungen eingeflossen. Der Begriff Controlling bedeutet ganz und gar nicht negative Kontrolle, sondern es ist ein Instrument, mit dem gemeinsam die Zukunft positiv gestaltet werden kann. Klar gibt es Vorgaben, die einzuhalten sind. Die Gestaltung liegt bei jedem Einzelnen und gemeinsam bei uns. In diesem Sinne haben wir versucht, die Gestaltung der Audits für alle Pflegenden umzusetzen.

Ziele

- Controlling ATP-G: Wie sind die Inhalte verstanden? Wie werden sie umgesetzt? Welche Tipps/Hilfen können angeboten werden?
- Audits bilden die Grundlage für Mitarbeitergespräche für Kompetenzentwicklung des Pflegenden. Pflegende können sich selbst einschätzen und werden eingeschätzt. Gemeinsam kann die Entwicklung gestaltet und unterstützt werden.
- Controlling, Dokumentation sowie die Ausführungen der zielorientierten Pflege.
- Lob, Unterstützung, Fachgespräch inkl. konstruktive Anmerkungen zur Entwicklung des Pflegenden.
- Zeugnisbausteine bzgl. ATP-G können daraus entwickelt werden.

Durchführung

- Drei Mal pro Jahr,
- pro Tag zwei Stationen,
- Auditteam: Stationsleitung, in Vertretung Pflegefachleitung der Station, Pflegefachexperten, PDL,
- Stationsleitung und Pflegefachleitung wählen gemeinsam den Pflegenden aus,
- pro Audit sind 1,5 Stunden geplant,
- Stationsleitung/Pflegefachleitung schreibt Protokoll (vorgefertigtes Formular),
- Protokoll bleibt bei der Stationsleitung und wird eingeschlossen,
- es kann zu Beurteilungszwecken genutzt werden, wenn die/der Pflegende dies wünscht.

Ablauf

- In den ersten 60 Minuten:
- Begrüßung, Einführung und Erklärungen des Audits.
- Die/der Pflegende stellt einen Patienten vor:
  - Diagnose (Einweisungs- oder Hauptdiagnose)
  - aktueller Stand des Patienten anhand eines Handlungs- und Pflegeschwerpunktes der ATP-G vorstellen
  - Versuch einer Eingruppierung/Zuordnung in eine der vier Bedarfsgruppe der ATP-G (gemeinsames Lernen)

- anhand des Pflegemaßnahmenbogens *einen* relevanten Aspekt der Handlungs- und Pflegeschwerpunkte der ATP-G – Problem, Ressource und Ziel – vorstellen
- daraus ist eine Aktivität der ATP-G (z. B. Mundpflege, Positionierungen, Rumpfwickel usw.) zu zeigen (Auditoren können als Hilfsperson einbezogen werden)
- anschließend ca. 30 Minuten: Planung und Dokumentation
  - gemeinsam die Patientenplanette ansehen
- kollegiales Gespräch:
  - Reflexion/Fachgespräch erster Teil des Audits
  - Lob, konstruktive Kritik
  - Eigene Qualifizierungsstufe anhand der Bewegungskompetenz festlegen
  - Notwendiger Unterstützungsbedarf, z. B. Fortbildungen klären

Befähigungsnachweis ATP-G für Assistenzpflege mit einer mindestens einjährigen Ausbildung kann ausgestellt werden, wenn alle Kriterien des Grundwissens, Stufe 3 erfüllt sind.

Literatur

Fichtner,V, Meier,M. (1998): Pflegeplanung, Recom Verlag, Fritzlar
Hassler, M. (2017): Pflegequalität aus wissenschaftlicher Perspektive, www2.hss.¬ de/fileadmin/media/downloads/Berichte/110711, 14.8.2017, 13.00 Uhr

Abb. 9.1:
Protokoll Audit

Protokoll Audit

MA Name: Station   Datum   Uhrzeit

Auditoren:

Vorgaben	Antworten/Bemerkungen										
Vorstellung eines Patienten: Diagnose (Einweisungs- oder Hauptdiagnose)											
Aktueller Stand des Patienten anhand eines Handlungs- und Pflegeschwerpunkts der ATP-G darstellen											
Versuche einer Eingruppierung/Zuordnung in eine der 4 Bedarfsgruppen (gemeinsames Lernen)											
Anhand des Pflegemaßnahmebogens ein relevanter Pflegeaspekt (der Handlungs- und Pflegeschwerpunkte der ATP-G (Problem, Ressource und Ziel) vorstellen											
Daraus eine Aktivität (z. B. Mundpflege, Positionierungen, Rumpfwickel) am Patienten zeigen											
Dokumentation. MA abhängig/unabhängig – vollständig, Empfehlung											
Eigene Reflexion, z. B.: Wie lassen sich die Fähigkeiten des Patienten in den Pflegealltag integrieren? In welcher Form leistet die ATP-G einen Beitrag für Ihre persönliche Gesundheitsentwicklung? Wo empfinden Sie Unsicherheiten											
Konstruktive Kritik											
MA eingeschätzte Qualifizierungsstufe											
Notwendiger Unterstützungsbedarf bzgl. ATP - G											
Abschließende Bemerkungen											

Unterschriften:

10   Kennzahlen für die Qualifizierungsstufe Bewegung im Rahmen der ATP-G

Friedhilde Bartels

»Eine *Kennzahl* ist eine physikalische Größe, die zur Quantifizierung dient und der eine Vorschrift zur quantitativen wiederholbaren/nachvollziehbaren Messung einer Größe oder eines Zustandes oder Vorgangs zugrunde liegt.«[11]
»Qualität leitet sich vom lateinischen Wort »qualis«, d. h. »wie beschaffen« ab – der zumeist positiv besetzte Begriff ist somit prinzipiell wertneutral.« [12]

In der Qualitätssicherung werden Kennzahlen zur Darstellung von Ergebnissen eingesetzt. Sie können das Ausmaß einer Zielerreichung messen und darstellen, wie die Qualifizierung und die Pflegekompetenz der Pflegenden »beschaffen« ist.

Mit der Eingabe der 180-Stunden-Qualifizierung in der Geriatrischen Frührehabilitativen Komplexbehandlung (OPS 8-550) von 2013 und den Auslegungshinweisen der MDK-Gemeinschaften ist ein erster Schritt Richtung Qualifizierung von Pflegenden in der Geriatrie gemacht. Als wir die Qualifizierungsstufen erarbeitet haben, stellte sich die Frage, ob diese für alle Pflegenden, die in der direkten Pflege am Patienten tätig sind, ausreichend sind. Wenn es pro Team eine 180 Stunden-Pflegende gibt, mit welchem Know-how können dann alle anderen Pflegenden die Aktivierendtherapeutische Pflege in der Geriatrie direkt am Patienten ausüben? Das führte zu dem gezielten Fort- und Weiterbildungskonzept und den Qualifizierungsstufen. Sie liegen dem entwickelten Kennzahlensystem zugrunde.

Durch Kennzahlen erhält man verdichtete Informationen: z. B. wie viele Bobath-fortgebildete Pflegende haben die einzelnen Stationen, und wie viele davon gehören zur Pflegeassistenz? Sie sind immer im Gesamtzusammenhang zu sehen und zu interpretieren, je nachdem wie das Pflegeberufeverhältnis pro geriatrische Einheit gestaltet ist. Die Kennzahlen sind daher so aufzubereiten, dass sie aussagefähig und -kräftig und allgemein verständlich und transparent auch für Pflegende auf den Stationen sind, damit für sie, z. B. eine Notwendigkeit einer weiteren Fortbildung oder auch einem Fortbildungswunsch entsprochen oder nachvollzogen werden kann. Ebenso besteht die Möglichkeit, sie auch als Zielvorgaben zu lesen: z. B. wie viele Pflegende einer Station erhalten einen 180 Stunden-Kurs? Das Kennzahlensystem befindet sich noch in den Anfängen. Die Fortbildungsmatrix kann hier allerdings als eine »interpretierbare« teilweise Zielvorgabe dienen. Es besteht bisher noch keine konkrete Zielvorgabe pro Pflegeeinheit

---

11 https://de.wikipedia.org/wiki/Kennzahl, 19.10.2017, 16.00 Uhr
12 http://www.qualitaetsmanagement.me/qualitaetsmanagement/

Erste Erfassung, um überhaupt einen aktuellen Wissens- und Kompetenzstand zu ermitteln. Dies ist zugegebenermaßen zu Beginn sehr zeitintensiv, allerdings notwendig, um eine Arbeitsgrundlage zu haben.

- Mittels des Erfassungsbogens (MA) die Stufe anhand der erbrachten FB/WB und die Erfahrungszeit ermitteln und eintragen.
- Selbsteinschätzung: Pflegende ermittelt für sich ihre Kompetenzstufen anhand der Qualifizierungsstufe Bewegung.
- Fremdeinschätzung erfolgt durch die Pflegefachleitungen (Verantwortlich für die Pflegequalität) und eine Pflegefachexpertin Bobath-BIKA®.
- Bei unterschiedlichen Ergebnissen, ist das Verfahren zu prüfen.
- Bei Unstimmigkeiten wird die Fremdbewertung gewichtet.

Stationsformular

- Übertragung der ermittelten Stufenkennzahlen der Selbsteinschätzung und der Ergebnisstufe in das Stationsformular und anschließend Eintragung in das Auswertungsformular.
- Daraus werden die Kennzahlen pro Station generiert und in das Auswertungsformular eingetragen
- Die Übersicht des Auswertungsformulars zeigt bzw. kann den Nachweis von Qualifizierung und Kompetenz der gesamten Pflege in der Geriatrie zeigen.
- Das Auswertungsformular dient als Controlling für Erfahrungs- und Kompetenzerhalt pro Station und als Grundlage für die zukünftige Fort- und Weiterbildungsplanung.

Um eine Basis an Kennzahlen zu generieren, sind Formulare für eine Selbsteinschätzung entwickelt worden. Jeder Mitarbeiter füllt das Formular Selbsteinschätzung aus. Die Angabe zur Arbeitszeit (Vollzeit/Teilzeit) ist zu erheben, um eine Vergleichbarkeit aller Stationen herstellen zu können.

Die Qualifizierung (FB/WB und Erfahrungszeit) sind Fakten. Die Selbsteinschätzung wurde bei den Audits bereits eingesetzt und geübt. Die Pflegefachleitung der Station hat gemeinsam mit den Pflegefachexperten der Stufe 6 oder 7 (▶ Kap. 9.1, Qualifizierungsstufen) die Selbsteinschätzung zu bestätigen. Bei Meinungsverschiedenheiten gilt die Beurteilung der Fachexperten.

Zukünftig kann diese Auswertung ein Mal jährlich durch das Qualitätsmanagement aktualisiert werden. Neue Mitarbeiter können nach demselben Prinzip bei der Einstellung erfasst werden.

Station

Name, Vorname	Qualifikation	VK/TZ	Qualifizierung			Kompetenzeinschätzung		Ergebnisstufe*	Bemerkungen
			FB/WB	Erfahrungszeit, lt. Q-Stufen**		Selbst-einschätzung	Einschätzung PFL/ Fachexperte		
			Stufe	Stufe		Stufe	Stufe		

Abb. 10.2:
Stationsformular

* VZ/TZ = Vollzeit oder anteilige Teilzeit in % bitte angeben
** ausschlaggebend für die Ergebnisstufe ist die Einschätzung durch die/den Fachexperten ab Praxisbegleiter Bobath BIKA®
MA der Qualifizierung Stufe 5 werden neben der Selbsteinschätzung ausschließlich durch die Fachexperten der Stufe 6 und 7 beurteilt.

169

Merke

Kennzahlen in der Qualifizierung der ATP-G bieten nicht nur zahlreiche Vergleichsmöglichkeiten, sondern auch viele Chancen, um die Qualität der eigenen Interventionen im Rahmen von ATP-G zu ermitteln, um einen gezielten Handlungsbedarf für sich selbst zu erheben und auch bei der Geschäftsleitung einzufordern.

Literatur

Bartels, F.; Eckardt, C.; Wittrich, A. (2019): Aktivierend-therapeutische Pflege in der Geriatrie, Band 1: Grundlagen und Formulierungshilfen, 2. Auflg., Kohlhammer Verlag, Stuttgart

11 Anwendungsbeispiel: Aktivierend-therapeutische Pflege bei Menschen mit Demenz

Dagmar Nielsen

»Die Situation ist Pflegekräften vertraut: der Patient, der an einer Demenz leidet ist nicht kooperativ. Er schreit, weint, wirkt destruktiv und zerrt an den Nerven. Manchmal wird er auch handgreiflich. Gewalt gegen die eigene Person haben schon sehr viele Pflegekräfte erleben müssen. Das Universitätsklinikum Hamburg Eppendorf hat mit der Berufsgenossenschaft für Gesundheitsdienst und Wohlfahrtspflege eine Studie durchgeführt. Dabei wurden 1.973 Beschäftigte aus 39 Einrichtungen zum Thema Gewalt befragt. Es waren Mitarbeiter der ambulanten und stationären Kranken- und Altenpflege sowie Werkstätten und Wohngruppen für geistig Behinderte. Es berichteten 56 % der Befragten, dass sie in den letzten 12 Monaten körperliche Gewalt erfahren hätten. 78 % sprachen von verbaler Gewalt. 68 % der Betroffenen fühlten sich nach den Gewalterlebnissen psychisch belastet.[13]

Wie begegnet man nun diesen belastenden Situationen? Oder noch besser, wie lässt man sie gar nicht erst entstehen? Denn es sind nicht nur die Pflegekräfte, die unter Übergriffen leiden. Auch Patienten sind mit Grenzverletzungen, Vernachlässigung oder gar Misshandlung konfrontiert. Wie vermeidet man respektloses Verhalten und unsensibles Umgehen mit Defiziten? Auch dies gehört zur Gewalt gegenüber Schutzbefohlenen, nicht nur Übergriffe im Sinne von ungeregelter Fixierung und Sedierung.

Der Umgang mit an Demenz erkrankten Patienten ist und wird zunehmend zu den Aufgabengebieten der Pflegekräfte in der Geriatrie gehören. Viele Einrichtungen haben in der Vergangenheit geschützte Bereiche eingerichtet, um diesem speziellen Krankheitsbild den nötigen Rahmen zu geben. Neben den räumlichen Bedingungen, gehört ein gelebtes Konzept zur Voraussetzung für eine zielführende Arbeit mit Patienten. Dabei ist es nicht so entscheidend, ob ein Patient zu seinem akuten Ereignis noch eine kognitive Störung im Sinne einer Demenz oder eines Delirs mitbringt. Bei allen Ausprägungen von Verwirrtheit und Desorientierung gehört ein individueller Tagesablauf in einer ruhigen, sicheren Umgebung zu den förderlichen Kriterien. Dieses Umfeld sorgt dafür, dass sich die Patienten akzeptiert fühlen und führt dazu, dass sie Vertrauen fassen.

Dazu bedarf es angemessen geschulter Pflegekräfte, die mit einem großen Maß von Empathie auf die Patienten zugehen. Die Schulungen

---

13 bgw-online.de/ Arbeitssicherheit-Gesundheitsschutz/ Grundlagen-Forschung/ Gewalt und »Heilberufe 6/16; Seite 10–14; Springer; Berlin

sollten neben Kenntnissen über gerontopsychiatrische Grundlagen auch Strategien für die Begegnung, z. B. mit der Methode der Integrativen Validation nach Richard® vermitteln. Auch Fortbildungen im Bereich der Kommunikation und der Basalen Stimulation professionalisieren den Umgang. Die Beziehung zum Patienten kann nur aufgebaut werden, wenn eine ruhige Umgebung und eine entspannte Atmosphäre dies unterstützen. Die Pflege von Menschen mit kognitiven Beeinträchtigungen wird auch in den vier verschiedenen Bedarfsgruppen mit einbezogen. Es ist dort die Rede von motorisch-funktionellen Bewegungseinschränkungen, es berücksichtigt aber auch neuropsychologische, psychische und kognitive Beeinträchtigungen. Damit ist schon in den Grundaussagen die Demenz erfasst.

Betrachtet man die drei Handlungs- und Pflegeschwerpunkte so findet man in allen Bereichen Aussagen zum besonderen Umgang mit Menschen mit kognitiven Defiziten.

Die Aspekte der Beziehungsarbeit sind beschrieben als ein wesentlicher Ausgangspunkt zur Erreichung von patientenindividuellen Zielen. Ohne eine konstruktive Beziehung zum Patienten, ist es kaum möglich eine Motivationsförderung zu erreichen. Schwinden die geistigen Fähigkeiten, kann eine Annäherung nur auf emotionaler Ebene erreicht werden. So wird es möglich, über Sorgen zu sprechen, Krisen zu bewältigen und gemeinsam an Erfolgen zu arbeiten. Dazu bedarf es der Schaffung eines ruhigen Umfeldes, um ins Gespräch kommen zu können. Wenn der verbale Austausch nur noch begrenzt möglich scheint, bleibt noch die Begegnung auf der emotionalen Ebene. Dabei benötigt die Pflegekraft ein hohes Maß an Empathiefähigkeit, um auch »zwischen den Zeilen« lesen zu können. Dabei darf sie aber nicht überinterpretieren. Ist die kognitive Leistungsfähigkeit zu stark eingeschränkt, so dass der Dialog erheblich eingeschränkt ist, so sind auch die Angehörigen gefordert. Die Beratung und Anleitung nimmt einen großen Anteil der Beziehungsarbeit ein. Dazu werden die Ziele der Aktivierend-therapeutischen Pflege in Zusammenarbeit mit dem Patienten, dem therapeutischen Team und wo es sinnvoll ist, auch mit den Angehörigen formuliert und evaluiert. Des Weiteren werden konkrete Situationen begleitet und der Angehörige wird beim Lernen unterstützt.

Jede Planung und Durchführung der Aktivierend-therapeutischen Pflege ist in fünf Schritte strukturiert.

Zunächst ist die Motivation des Patienten notwendig. Das Ziel und die Notwendigkeit werden vom Patienten gewollt und akzeptiert. Erst unter dieser Voraussetzung kommt es zur Bedarfsanalyse und der Absprache des Ablaufes unter Berücksichtigung der individuellen Bedürfnisse. Im nächsten Schritt beginnt die Vorbereitung der Maßnahme und im Anschluss die Durchführung. Zuletzt wird in der Nachbereitung die durchgeführte Maßnahme evaluiert.

1. Schritt: Motivation

Ohne die entsprechende Motivation des Patienten gelingen pflegerische Maßnahmen nur bedingt. Gerade bei kognitiv eingeschränkten Menschen, muss eine andere Basis der Verständigung gefunden werden. Vertrauen ist die Voraussetzung dafür, dass die Betroffen sich einlassen können. Dies betrifft auch therapeutische Anwendungen. Darum braucht es viel Flexibilität, um mit den Patienten arbeiten zu können. Das beste Beispiel ist das morgendliche Aufstehen und die dann für gewöhnlich anstehende Körperpflege. Dies gelingt nur zielführend, wenn die nötige Motivation vorhanden ist. Der Ansatz ist, zu mehr Selbsthilfefähigkeit des Patienten zu gelangen. Wichtig ist auch die Orientierung an biografisch geprägten Gewohnheiten. In Bezug darauf, sind wieder die Angehörigen gefragt, die wertvolle Informationen weitergeben können.

Ein hilfreiches Instrument ist ein Biografiefragebogen, der auf der Internetseite der Deutschen Alzheimer Gesellschaft zu finden ist. Die darin aufgeführten Informationen können Pflegekräften helfen einzuschätzen, wie sie auf den an Demenz erkrankten Patienten eingehen sollten. War jemand ein Frühaufsteher, hat er täglich geduscht, hat er immer im Morgenmantel gefrühstückt und sich dann erst gewaschen und angekleidet? Wie waren die Frühstücksgewohnheiten? Wie verlief der weitere Tag? All dies kann strukturiert aufgenommen und umgesetzt werden.

Auch im weiteren Verlauf der pflegerischen Maßnahmen steht mehr als bei anderen die Motivation im Vordergrund. Diese gilt es durchgängig aufrecht zu erhalten. Dadurch gelingt die Durchführung einfacher. In der Vorbereitung der Maßnahme soll im Blick behalten werden, dass dem Patienten keine Angst auslösende Empfindung vermittelt wird. Dies ließe das Vertrauen und die Motivation schwinden.

Hat der Patient in Gesellschaft mit anderen Patienten eine entspannte Haltung oder verwirren ihn die Verhaltensweisen der anderen? Man kann beobachten, dass Mitpatienten mit kritischen Bemerkungen eine negative Stimmung in der Runde erzeugen, die sensible Betreffende belasten. Ist so eine Auswirkung zu vermuten, sollte dies bei der Zusammensetzung der Tischrunde beachtet werden. Dies kann so weit gehen, dass die Zimmereinteilung der Patienten solche Auswirkungen berücksichtigt.

2. Schritt: Bedarfsanalyse

Bei der Bedarfsanalyse, dem zweiten Punkt der strukturierten Vorgehensweise, wird entschieden, was in dem derzeitigen Moment für den Patienten wichtig ist. Wie ist seine seelische und körperliche Lage? Welche Rahmenbedingungen benötigt er? Wie wird der Ablauf der Maßnahme abgesprochen? Dabei geht es z. B. um die bereits oben genannten Umweltfaktoren, aber auch um Befindlichkeiten, die das Tun beeinflussen. Wenn das Gehen ins Badezimmer sich als zu beschwerlich erweist, ist es besser die Körperpflege am Bett durchzuführen, um dem Patienten die Anstrengung und

Die Autorinnen und Autoren

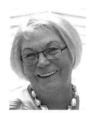

Friedhilde Bartels, Gesundheits-und Krankenpflegerin, Präsidentin der Deutschen Fachgesellschaft für Aktivierend-therapeutische Pflege (DGATP) e. V., ehemalige Pflegedienstleiterin der Medizinisch-Geriatrischen Klinik, Albertinen-Krankenhaus/Albertinen-Haus gGmbH.

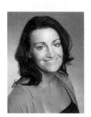

Magdalena Bruss, Altenpflegerin, Praxisbegleiterin Bobath BIKA, Pflegeinstruktorin Bobath BIKA in Ausbildung, Dozentin für ATP-G, Prüferin in der FWB ATP-G, Mitglied der Deutschen Fachgesellschaft für Aktivierend-therapeutische-Pflege (DGATP) e. V.

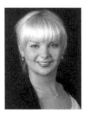

Stefanie Czemplik, geboren 1984, gelernte Ergotherapeutin, B.A. Medizinpädagogik, M.Sc. der Gesundheits- und Pflegewissenschaften, praktisch tätig als Fachdozentin für Altenpflege und Erzieher sowie Krankenpflegehelfer an der AWO Akademie Mitteldeutschland in Leipzig. Besonderes Forschungsinteresse besteht bezüglich der Betreuung und Versorgung geriatrischer Patienten.

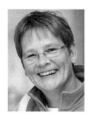

Claudia Eckardt, Pflegeaufbaukursinstruktorin Bobath BIKA®, Fachkrankenschwester für klinische Geriatrie und Rehabilitation, arbeitet seit 1995 in der Medizinisch-Geriatrischen Klinik, Albertinen-Krankenhaus/Albertinen-Haus gGmbH, Hamburg als Pflegeinstruktorin Bobath. Dozentin, Prüferin der Fachweiterbildung ATP-G und in der praxisnahen Umsetzung und Implementierung des Bobath-Konzepts. Von 2008–2010 Mitglied der Arbeitsgruppe »Definition der Aktivierend-therapeutischen Pflege in der Geriatrie« des BV Geriatrie. Mitglied der Deutschen Fachgesellschaft für Aktivierend-therapeutische-Pflege (DGATP) e. V.

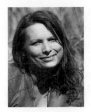

Sarah Eschmann, Gesundheit- und Krankenpflegerin, Praxisbegleiterin Bobath BIKA®, Peer-Tutor Kinaesthetics, Fachweiterbildungen in »Palliativ Care«, »Demenz Care« und »Diakonie Care«, Mitglied der Deutschen Fachgesellschaft für Aktivierend-therapeutische Pflege e. V. (DGATP) und arbeite als Pflegeexpertin im Albertinen-Krankenhaus/Albertinen-Haus gGmbH Hamburg.

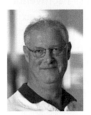

Nikolaus Gerdelmann, Gesundheits- und Krankenpfleger, Pflegeaufbaukursinstruktor Bobath BIKA®, Pflegeexperte für Aktivierend-therapeutische Pflege in der Geriatrie, Bonifatius Hospital Lingen. Mitglied der Deutschen Fachgesellschaft für Aktivierend-therapeutische-Pflege (DGATP) e. V.

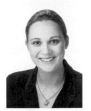

Lisa Gödecker, Gesundheits- und Krankenpflegerin, Fachfortbildung für ambulante psychiatrische Pflege und Betreuung, B.A. Pflegewissenschaft, M.Sc. Gesundheits- und Pflegewissenschaft, derzeit tätig als Pflegedienstleitung in einer ambulanten/teilstationären Einrichtung.

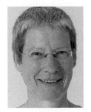

Gabi Jacobs, Fachkrankenschwester für Rehabilitation, Pflegeaufbauinstruktorin Bobath BIKA®, 1. Vorsitzende Bobath Initiative für Kranken- und Altenpflege (BIKA®) e. V.

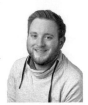

Stefan Kicker, exam. Gesundheits- und Krankenpfleger und freigestellter Praxisanleiter am Universitätsklinikum Münster. Er ist auf einer Pflegestation mit onkologischer Fachrichtung in der Klinik für Strahlentherapie eingesetzt. Durch den stets steigenden Pflegebedarf der Patienten und seiner Arbeit als Praxisanleiter widmete er sich vermehrt dem Thema »Positionierung und Mobilisation pflegebedürftiger Menschen«.

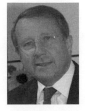

Hans Peter Meier-Baumgartner, Prof. Dr. med., Direktor des Albertinen-Hauses 1980–2005, Gründungsvorsitzender der Bundesarbeitsgemeinschaft klinisch-geriatrischer Einrichtungen 1993–1999 (heute: Bundesverband Geriatrie e.V., BVG); 1996 Max-Bürger-Preis der Deutschen Gesellschaft für Gerontologie und Geriatrie e.V. (DGGG); Buchautor.

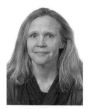

Dagmar Nielsen, seit 1988 exam. Altenpflegerin, Leitungspositionen in der stationären Altenhilfe, seit 2000 Praxisanleiterin und Pflegefachleitung klinische Geriatrie Albertinen-Haus/Hamburg gGmbH, seit 2015 Pflegefachleitung Neurologische Frührehabilitation Phase B, Albertinen-Krankenhaus/Hamburg gGmbH, seit 2017 Pflegeexpertin für ATP-G und Ernährung klinische Geriatrie, Albertinen-Haus/Hamburg gGmbH. Fachweiterbildung Aktivierend-therapeutische Pflege in der Geriatrie, Fachkraft für Kontinenzförderung, Pain Nurse, Fachkraft für Ernährungstherapie, Prüferin in der FWB ATP-G, Dozentin für Ernährung und ATP-G (Zercur Geriatrie®). Mitglied der Deutschen Fachgesellschaft für Aktivierend-therapeutische-Pflege (DGATP) e. V.

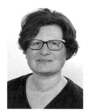

Susette Schumann, Gesundheits- und Krankenpflegerin, arbeitete als Pflegedirektorin im Krankenhaus, als Heimleitung und im Qualitätsmanagement in der Altenhilfe, Diakonisches Bildungszentrum des Evangelischen Diakonievereins Berlin Zehlendorf e. V. mit dem Schwerpunkt Versorgung älterer Menschen im Krankenhaus und der Altenpflege, stellv. Präsidentin der Deutschen Fachgesellschaft für Aktivierend-therapeutische Pflege e. V. (DGATP).

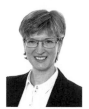

Anke Wittrich, Dipl. Med.-Inf., Fachärztin, Stellvertretende Geschäftsführerin des Bundesverbandes Geriatrie e. V.

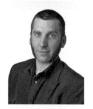

Dominik Zergiebel, Fachgesundheits- und Krankenpfleger für Intensivpflege und Anästhesie, Praxisbegleiter Bobath BIKA®, seit 2015 als Pflegespezialist Mobilität auf verschiedenen Intensiv-, Intermediate Care- und Regelpflegestationen des Uniklinikums Münster in der Vermittlung und Anwendung Aktivierend-therapeutischer-Pflege tätig.

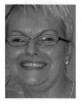

Ursula Zimmermann, Gesundheits- und Krankenpflegerin, Pflegefachleitung im Albertinen-Krankenhaus/Albertinen-Haus gGmbH, Hamburg.

Anhang

Anlage 1: Fortbildungsmatrix (► Kap. 8.3)

Einführungstage, 2 Tage (intern)

	Soll	Kostenü. voll	Kostenü. teilw.	Freistellung voll	Freistellung teilw.	vrs. pflich.
Statleit.	x			x		
PFL	x			x		
Praxisanleiter	x			x		
GKP/IBAP/AP						
TZ bis 49%	x			x		
TZ ab 50%	x			x		
KPH/GPA						
TZ bis 49%	x			x		
TZ ab 50%	x			x		
PH, TZ <75%	x			x		
aus. AP						
TZ bis 49%	x			x		
TZ ab 50%	x			x		

Einführung Geriatrie intern, Extratag (intern)

	Soll	Kostenü. voll	Kostenü. teilw.	Freistellung voll	Freistellung teilw.	vrs. pflich.
Statleit.	x			x		
PFL	x			x		
Praxisanleiter	x			x		
GKP/IBAP/AP						
TZ bis 49%	x			x		
TZ ab 50%	x			x		
KPH/GPA						
TZ bis 49%	x			x		
TZ ab 50%	x			x		
PH, TZ <75%	x			x		
aus. AP						
TZ bis 49%	x			x		
TZ ab 50%	x			x		

Stationsleitungskurs (externer Anbieter, 24 M., vrs. pflich. ja)

	Soll	Kostenü. voll	Kostenü. teilw.	Freistellung voll	Freistellung teilw.	vrs. pflich.
Statleit.	x	x				
PFL						
Praxisanleiter						

Praxisanleiterkurs (externer Anbieter, 18 M., vrs. pflich. ja)

	Soll	Kostenü. voll	Kostenü. teilw.	Freistellung voll	Freistellung teilw.	vrs. pflich.
Praxisanleiter	x	x		x		ja
(2x VK)				x		

Zercur Geriatrie Basislehrgang (intern./extern. Anbieter, 12 M.)

	Soll	Kostenü. voll	Kostenü. teilw.	Freistellung voll	Freistellung teilw.	vrs. pflich.
Statleit.	x	x		x		ja
GKP/IBAP/AP						
TZ bis 49%	x	x		x		
TZ ab 50%	x	x		x		ja
KPH/GPA						
aus. AP						
TZ bis 49%	x	x		x		
TZ ab 50%	x	x		x		ja

FWB Geriatrie (Zercur II) (intern./extern. Anbieter, 24 M., vrs. pflich. ja)

	Soll	Kostenü. voll	Kostenü. teilw.	Freistellung voll	Freistellung teilw.	vrs. pflich.
Statleit.	x	x		x		ja
PFL						
Praxisanleiter						

ATP-G/FWB/ 2 Tage (intern./extern. Anbieter)

	Soll	Kostenü. voll	Kostenü. teilw.	Freistellung voll	Freistellung teilw.	vrs. pflich.
Statleit.	x	x		x		
PFL	x	x		x		
Praxisanleiter	x	x		x		
GKP/BAP						
TZ bis 49%	x	x		x		
TZ ab 50%	x	x		x		
KPH/GPA						
TZ bis 49%	x	x		x		
TZ ab 50%	x	x		x		
PH, TZ <75%	x	x		x		
AP						
TZ bis 49%	x	x		x		
TZ ab 50%	x	x		x		

Bobath- Pflegegrundkurs BIKA® (externer Anbieter, 12 M., vrs. pflich. ja)

	Soll	Kostenü. voll	Kostenü. teilw.	Freistellung voll	Freistellung teilw.	vrs. pflich.
Statleit.	x	x				ja
PFL	x	x		x		ja
Praxisanleiter	x	x		x		
GKP/BAP						
TZ bis 49%	x	x		x		ja
TZ ab 50%	x	x		x		ja
KPH/GPA						
TZ bis 49%	x	x		x		ja
TZ ab 50%	x	x		x		
PH, TZ <75%	x	x		x		ja
AP						
TZ bis 49%	x	x		x		ja
TZ ab 50%	x	x		x		ja

Basale Stimmul./ Basisseminar (externer Anbieter)

	Soll	Kostenü. voll	Kostenü. teilw.	Freistellung voll	Freistellung teilw.	vrs. pflich.
Statleit.	x	x		x		
PFL	x	x		x		
Praxisanleiter	x	x		x		
GKP/BAP						
TZ bis 49%	x	x		x		
TZ ab 50%	x	x		x		
KPH/GPA						
TZ bis 49%	x	x		x		
TZ ab 50%	x	x		x		
PH, TZ <75%	x	x		x		
AP						
TZ bis 49%	x	x		x		
TZ ab 50%	x	x		x		

Beziehungsarbeit/FWB/ 3 Tage (intern./extern. Anbieter)

	Soll	Kostenü. voll	Kostenü. teilw.	Freistellung voll	Freistellung teilw.	vrs. pflich.
Statleit.	x	x		x		
PFL	x	x		x		
Praxisanleiter	x	x		x		
GKP/BAP						
TZ bis 49%	x	x		x		
TZ ab 50%	x	x		x		
KPH/GPA						
TZ bis 49%	x	x		x		
TZ ab 50%	x	x		x		
PH, TZ <75%	x	x		x		
AP						
TZ bis 49%	x	x		x		
TZ ab 50%	x	x		x		

Obere Tabellenreihe

IVA, Grundkurs, 2 Tage — externer Anbieter

	Soll	Kostenü. voll	Kostenü. teilw.	Freistellung voll	Freistellung teilw.	vrs.pflich.
Statleit.						
PFL	x			x		
Praxisanleiter	x			x		
GKP/BAP						
TZ bis 49%	x			x		
TZ ab 50%	x				x	
KPH/GPA						
TZ bis 49%	x			x		
TZ ab 50%						
PH,TZ <75%	x			x		
AP						
TZ bis 49%	x			x		
TZ ab 50%	x			x		

Nahrungsaufnahme/FWB/2Tage — intern./extern. Anbieter

	Soll	Kostenü. voll	Kostenü. teilw.	Freistellung voll	Freistellung teilw.	vrs.pflich.
Statleit.						
PFL						
Praxisanleiter	x	x		x		
GKP/BAP						
TZ bis 49%	x	x	oder	x		
TZ ab 50%	x	x		x		
KPH/GPA						
TZ bis 49%						
TZ ab 50%						
PH,TZ <75%						
AP						
TZ bis 49%	x	x	oder	x		
TZ ab 50%	x	x		x		

Sitz- und Transfervarianten — intern./extern. Anbieter

	Soll	Kostenü. voll	Kostenü. teilw.	Freistellung voll	Freistellung teilw.	vrs.pflich.
Statleit.						
PFL	x			x		
Praxisanleiter	x			x		
GKP/BAP						
TZ bis 49%	x			x		
TZ ab 50%	x			x		
KPH/GPA						
TZ bis 49%	x			x		
TZ ab 50%	x			x		
PH,TZ <75%	x			x		
AP						
TZ bis 49%	x			x		
TZ ab 50%	x			x		

Bewegung und Positionierung — intern./extern. Anbieter

	Soll	Kostenü. voll	Kostenü. teilw.	Freistellung voll	Freistellung teilw.	vrs.pflich.
Statleit.						
PFL	x			x		
Praxisanleiter	x			x		
GKP/BAP						
TZ bis 49%	x			x		
TZ ab 50%	x			x		
KPH/GPA						
TZ bis 49%	x			x		
TZ ab 50%	x			x		
PH,TZ <75%	x			x		
AP						
TZ bis 49%	x			x		
TZ ab 50%	x			x		

Beziehungsarbeit/1 Tag — intern

	Soll	Kostenü. voll	Kostenü. teilw.	Freistellung voll	Freistellung teilw.	vrs.pflich.
Statleit.						
PFL	x			x		
Praxisanleiter	x			x		
GKP/BAP						
TZ bis 49%	x			x		
TZ ab 50%	x			x		
KPH/GPA						
TZ bis 49%	x			x		
TZ ab 50%	x			x		
PH,TZ <75%	x			x		
AP						
TZ bis 49%	x			x		
TZ ab 50%	x			x		

Untere Tabellenreihe

Zercur Helferqualifizierung — intern./extern. Anbieter

	Soll	Kostenü. voll	Kostenü. teilw.	Freistellung voll	Freistellung teilw.	vrs.pflich.
Statleit.						
PFL						
Praxisanleiter						
GKP/BAP						
TZ bis 49%						
TZ ab 50%						
KPH/GPA						
TZ bis 49%						
TZ ab 50%	x	x		x		
PH,TZ <75%						
AP						
TZ bis 49%						
TZ ab 50%						

Demenz 1 Tag — intern

	Soll	Kostenü. voll	Kostenü. teilw.	Freistellung voll	Freistellung teilw.	vrs.pflich.
Statleit.						
PFL	x			x		
Praxisanleiter	x			x		
GKP/BAP						
TZ bis 49%	x			x		
TZ ab 50%	x			x		
KPH/GPA						
TZ bis 49%	x			x		
TZ ab 50%	x			x		
PH,TZ <75%	x			x		
AP						
TZ bis 49%	x			x		
TZ ab 50%	x			x		

Demenz-Aufbau 1 Tag — intern (für kognitive Geriatrie →)

	Soll	Kostenü. voll	Kostenü. teilw.	Freistellung voll	Freistellung teilw.	vrs.pflich.
Statleit.						
PFL	x			x		
Praxisanleiter						
GKP/BAP						
TZ bis 49%	x			x		
TZ ab 50%	x			x		
KPH/GPA						
TZ bis 49%						
TZ ab 50%						
PH,TZ <75%						
AP						
TZ bis 49%						
TZ ab 50%	x			x		

Geräteeinweisung, intern — im Rahmen von Einführung intern

	Soll	Kostenü. voll	Kostenü. teilw.	Freistellung voll	Freistellung teilw.	vrs.pflich.
Statleit.						
PFL	x			x		
Praxisanleiter	x			x		
GKP/BAP						
TZ bis 49%	x			x		
TZ ab 50%	x			x		
KPH/GPA						
TZ bis 49%						
TZ ab 50%						
PH,TZ <75%						
AP						
TZ bis 49%	x			x		
TZ ab 50%	x			x		

Fixierung — interne Planung

	Soll	Kostenü. voll	Kostenü. teilw.	Freistellung voll	Freistellung teilw.	vrs.pflich.
Statleit.						
PFL	x			x		
Praxisanleiter	x			x		
GKP/BAP						
TZ bis 49%	x			x		
TZ ab 50%	x			x		
KPH/GPA						
TZ bis 49%	x			x		
TZ ab 50%	x			x		
PH,TZ <75%	x			x		
AP						
TZ bis 49%	x			x		
TZ ab 50%	x			x		

Gespräche führen/ 2 Tage

	Soll	Kostenü. voll	Kostenü. teilw.	Freistellung voll	Freistellung teilw.	vrs. pflich.
		externer Anbieter				
Statleit.						
PFL	x	x			x	
Praxisanleiter	x	x			x	
GKP/BAP						
TZ bis 49%						
TZ ab 50%	x		x			x
KPH/GPA						
TZ bis 49%						
TZ ab 50%						
PH, TZ <75%						
AP						
TZ bis 49%	x					x
TZ ab 50%						

Reanimationsschulung 2,5Std

	Soll	Kostenü. voll	Kostenü. teilw.	Freistellung voll	Freistellung teilw.	vrs. pflich.
		intern				
Statleit.						
PFL	x			x		
Praxisanleiter	x			x		
GKP/BAP						
TZ bis 49%	x			x		
TZ ab 50%	x			x		
KPH/GPA						
TZ bis 49%	x			x		
TZ ab 50%	x			x		
PH, TZ <75%	x			x		
AP						
TZ bis 49%	x			x		
TZ ab 50%	x			x		

EDV-Schulung

	Soll	Kostenü. voll	Kostenü. teilw.	Freistellung voll	Freistellung teilw.	vrs. pflich.
		EDV-Abteilung				
Statleit.						
PFL	x			x		
Praxisanleiter	x			x		
GKP/BAP						
TZ bis 49%	x			x		
TZ ab 50%	x			x		
KPH/GPA						
TZ bis 49%	x			x		
TZ ab 50%	x			x		
PH, TZ <75%	x			x		
AP						
TZ bis 49%	x			x		
TZ ab 50%	x			x		

Brandsch./Biostoff./Hygieneschul.

	Soll	Kostenü. voll	Kostenü. teilw.	Freistellung voll	Freistellung teilw.	vrs. pflich.
		intern				
Statleit.						
PFL	x			x		
Praxisanleiter	x			x		
GKP/BAP						
TZ bis 49%	x			x		
TZ ab 50%	x			x		
KPH/GPA						
TZ bis 49%	x			x		
TZ ab 50%	x			x		
PH, TZ <75%	x			x		
AP						
TZ bis 49%	x			x		
TZ ab 50%	x			x		

Hygienebeauftragte i.d.Pflege

	Soll	Kostenü. voll	Kostenü. teilw.	Freistellung voll	Freistellung teilw.	vrs. pflich.
		externer Anbieter				
Statleit.						
PFL						
Praxisanleiter	x			x		
GKP/BAP						
TZ bis 49%						
TZ ab 50%		1x VK				x
KPH/GPA						
TZ bis 49%						
TZ ab 50%						
PH, TZ <75%						
AP						
TZ bis 49%						
TZ ab 50%						

Besondere Fortbildungen für palliative Pflege und kognitive Geriatrie

Palli. Care WB (160Std)

	Soll	Kostenü. voll	Kostenü. teilw.	Freistellung voll	Freistellung teilw.	vrs. pflich.
		externer Anbieter				18 M.
Statleit.						
PFL	x	x		x		ja
Praxisanleiter	x	x		x		ja
GKP/BAP						
TZ bis 49%						
TZ ab 50%	x	x	oder	x		
KPH/GPA						
TZ bis 49%						
TZ ab 50%	x	x	oder	x		
PH, TZ <75%						
AP						
TZ bis 49%	x	x	oder	x		
TZ ab 50%						

Palli./Aromapflege

	Soll	Kostenü. voll	Kostenü. teilw.	Freistellung voll	Freistellung teilw.	vrs. pflich.
		intern./extern. Anbieter				
Statleit.						
PFL	x	x		x		
Praxisanleiter	x	x		x		
GKP/BAP						
TZ bis 49%						
TZ ab 50%	x	x	oder	x		
KPH/GPA						
TZ bis 49%						
TZ ab 50%	x	x	oder	x		
PH, TZ <75%						
AP						
TZ bis 49%	x	x	oder	x		
TZ ab 50%						

Palli.i.d. Geriatrie/FWB/ 5 Tage

	Soll	Kostenü. voll	Kostenü. teilw.	Freistellung voll	Freistellung teilw.	vrs. pflich.
		intern./extern. Anbieter				
Statleit.						
PFL	x	x		x		
Praxisanleiter	x	x		x		
GKP/BAP						
TZ bis 49%						
TZ ab 50%	x	x	oder	x		
KPH/GPA						
TZ bis 49%						
TZ ab 50%	x	x	oder	x		
PH, TZ <75%						
AP						
TZ bis 49%	x	x	oder	x		
TZ ab 50%						

Palliative Kommunik. /3 Tage

	Soll	Kostenü. voll	Kostenü. teilw.	Freistellung voll	Freistellung teilw.	vrs. pflich.
		intern				
Statleit.						
PFL						
Praxisanleiter						
GKP/BAP						
TZ bis 49%						
TZ ab 50%	x			x		
KPH/GPA						
TZ bis 49%						
TZ ab 50%	x			x		
PH, TZ <75%						
AP						
TZ bis 49%	x			x		
TZ ab 50%						

Geronto. Grundl., G3B/ FWB, 2 Tage

	Soll	Kostenü. voll	Kostenü. teilw.	Freistellung voll	Freistellung teilw.	vrs. pflich.
		externer Anbieter				
Statleit.						
PFL	x	x		x		
Praxisanleiter	x	x		x		
GKP/BAP						
TZ bis 49%						
TZ ab 50%	x	x		x		
KPH/GPA						
TZ bis 49%						
TZ ab 50%	x	x		x		
PH, TZ <75%						
AP						
TZ bis 49%	x	x		x		
TZ ab 50%						

Horizontal:

- 1. Zeile: Nennung der Fort- und Weiterbildung und FB-Zeit
- IVA = Integrative Validation
- Kostenü.: Kostenübernahme durch den Arbeitgeber, voll oder teilweise nach Vereinbarung
- Freistellung: voll oder teilweise nach Vereinbarung
- Vrs. plich: Verpflichtungserklärung mit Monaten angegeben
- Soll: Berufe/Qualifikationen sowie TZ/VZ haben Anspruch auf die genannte Fortbildung, wie in der Matrix aufgeführt. Der Zeitraum bleibt davon unberührt.
- 4. Spalte: Angabe des Fortbildungsorts oder -art (intern/extern)

Vertikal:

- Statleit.: Stationsleitungen
- PFL: Pflegefachleitungen
- GKP/BAP/AP: Gesundheits- und Krankenpflege/ Bachelor Pflege/ Altenpflege
- TZ bis 49 %: Teilzeitkräfte laut Arbeitsvertrag bis 49 %
- TZ ab 50 %: Vollzeitkräfte und Teilzeitkräfte laut Arbeitsvertrag ab 50 %
- KPH/GPA: Krankenpflegehilfe/Gesundheits- und Pflegeassistenz
- PH, TZ (Teilzeit) < 75 %: Pflegehilfe (langjährige Mitarbeiter, keine Neueinstellungen!)
- aus. AP: ausschließlich Altenpflege- bestimmte interne FB, die nachgeschult werden müssen.

Anlage 2: Jahresübersichtsplanung – Auszug (▶ Kap. 8.4)

Fortbildungen	Station	Station	Station	Station	Station	Pflegeexperte	PDL und Sekretariat	Praxis-anleiter
Einführungstag/alle neuen MA/ 3x pro Jahr								
Namen								
Stationsleitungskurs								
Namen								
Praxisanleiterkurs								
Namen								
Hygienebeauftragte, 2 MA/Station								
Namen								
Fachweiterbildung Pflege								
Namen								
Bobath-Pflegegrundkurs								
Namen								
Zercur Geriatrie® Basislehrgang								
Namen								

Anlage 3: Protokoll: Praxis-Theorie-Transfer-Gespräche und Theorie-Praxis-Transfer (▶ Kap. 8.4)

Praxis-Theorie-Praxistransfer
Protokoll: Transfergespräch (s. FB-Konzept)

Datum: _____ **Name MA** _____ **Station** _____ **St-L.** _____

Gesprächsleitfragen
Fortbildung/Weiterbildung: _____

1. Fragen vor der Fortbildung:

Thema	MitarbeiterIn	Stationsleitung
Worin besteht • das Ziel • die Motivation die FB zu besuchen?		
Was soll/kann sich dadurch verändern?		
Was wurde bislang unternommen, um dieses Ziel zu erreichen? Gab es schon vorher FB?		
Kriterien für die Zielerreichung?		
Was wird der/die MA tun, um die Erkenntnisse umzusetzen?		
Welche Unterstützung erhält der/die MA?		

Praxis-Theorie-Praxistransfer

Protokoll: Transfergespräch (s. FB-Konzept)

Datum:_____ Name MA_____ Station_____ St-L._____

Gesprächsleitfragen
Fortbildung/Weiterbildung:_____

2. **Fragen nach der Fortbildung:**

Thema	MitarbeiterIn	Stationsleitung
Wie war das Seminar? • Inhalte • Methode • Dozentin • Etc.		
Sind die vereinbarten Ziele umzusetzen(machbar, sinnvoll)? Begründung Gibt es neue/andere Ziele?		
Was wird aktuell benötigt, um Ziele umzusetzen?		
Bericht in der Stationsbesprechung vom MA und evtl. einer Empfehlung		

Anlage 4: Qualifizierungsstufen bezogen auf Beziehungsarbeit im Modell der ATP-G (▶ Kap. 9.1.1)

© Bartels, Bruss, Eckardt, Eschmann

Kriterien, die der Mitarbeiter zu erfüllen hat.	3 Jährig Examinierte und Bachelor/unter 3-jährig Examinierte			ausschließlich für 3-jährig Examinierte und Bachelor	
	Stufe 1 Einsteiger	Stufe 2 Erfahrener Einsteiger	Stufe 3 Grundwissen	Stufe 4 Erweitertes Grundwissen	Stufe 5 Experte
Voraussetzung/zu erwerbend Qualifikation	1-, 2- oder 3-jährig Examinierte Pflegekräfte Berufsausbildung/Studium in Gesundheit- und Krankenpflege; Kinderkrankenpflege; Altenpflege	• 1 x 1 Tag Beziehungsarbeit (intern) • 1 x 1 Tag Kognitive Einschränkungen, z. B. Demenz (intern)	1 x 3 Tage Modul der FWB ZERCUR GERIATRIE® Kommunikation/Beziehungsarbeit	1 x 2 Tage Gespräche führen (intern) Regelmäßige Fallbesprechungen	1 x 2 Tage Gespräche führen (intern) Regelmäßige Fallbesprechungen
Entwicklungsstand (Erwartungen zu Beginn)	hat Grundwissen/Ausbildung in Kommunikation und wenig praktische Erfahrungen im Beziehungsaufbau zum alten Patienten	hat theoretische und praktische Kenntnisse	hat Kenntnisse von: • Wertschätzende altersgerechte (Bedarf) Kommunikation Verknüpfung von Kommunikation/Gefühl-/Beziehungsarbeit • ganzheitliche Betrachtungsweisen • kennt die Auswirkungen von Leid und Schmerz	• hat Fertigkeiten zu individueller Annäherung/ Umgang mit komplexen Zusammenhängen von existentiellen Erfahrungen und ihren Auswirkungen • hat Fertigkeiten zur eigenen Gesundheitsförderung	hat Fertigkeiten zu individuellen Anpassungen von herausfordernden komplexen Fallbesprechungen Motivationsfördernde Haltung festigen

Kriterien, die der Mitarbeiter zu erfüllen hat.	3 Jährig Examinierte und Bachelor/unter 3-jährig Examinierte			ausschließlich für 3-jährig Examinierte und Bachelor	
	Stufe 1 Einsteiger	Stufe 2 Erfahrener Einsteiger	Stufe 3 Grundwissen	Stufe 4 Erweitertes Grundwissen	Stufe 5 Experte
				• berät und leitet Patienten/Angehörige an • Motivationsfördernde Haltung entwickeln	
Ressourcen/Kenntnisse	• Vorstellung/Erfahrungen »eigenes« Verhalten/»normale«/Beziehung • Gefühle/Emotionen formulieren können • Wissbegierde • Ressourcen nutzen durch: • Praxisbeleiter, Feedback von erfahrenen Pflegekräften, • Rücksprache mit Pflegefachleitung	• Kennt Gefühlsarbeit/Beziehungsarbeit beeinflussende Faktoren, z. B. Selbstreflexivität • Eigene Grenzen erkennen und Unterstützungsbedarf/Rücksprache einfordern. • Grundwissen von Gefühlsarbeit/Beziehungsarbeit • Ideen zur eigenen Motivationsförderung	• Kenntnisse und Grundlagen zum beziehungsgerechten und kräfte-/stresssparenden Verhalten • Realistische Selbsteinschätzung • Realistische Patienteneinschätzung • Ideen zur patientenbezogenen Motivationsförderung	• Ressourcen von Kommunikation/Gefühls-und Beziehungsarbeit werden erkannt, entwickelt und gefestigt • Anbahnen und Aktivieren der Ressourcen von Patienten • Kann aus einem Pool von verhaltens- und reflexionstechnischen Erfahrungen schöpfen • Kann ihre/seine umfangreichen Kenntnisse patentenindividuell anwenden	• Kompetenzressourcen sind entwickelt und gefestigt • Anbahnen, aktivieren, umsetzen und reflektieren von Ressourcen (eigene & die des Patienten) • Können herausfordernde komplexe Zusammenhänge eigenverantwortlich handhaben

Kriterien, die der Mitarbeiter zu erfüllen hat.	3 Jährig Examinierte und Bachelor/unter 3-jährig Examinierte			ausschließlich für 3-jährig Examinierte und Bachelor	
	Stufe1 Einsteiger	Stufe 2 Erfahrener Einsteiger	Stufe 3 Grundwissen	Stufe 4 Erweitertes Grundwissen	Stufe 5 Experte
Entwicklungszeit	10 Monate (+/- 4 Monate)	6 Monate (+/- 4 Monate)	12 Monate (+/- 4 Monate)	2–3 Jahre	3 Jahre
Entwicklungsinhalte (Erwartungen zum Ende)	Grundlagen des eigenen Verhaltens verstehen und reflektieren können	• von mind. 4 Coachings zum Thema: Reflektieren des eigenen Verhaltens gegenüber des alten Patienten • Anleitung durch qualifizierte Personen, mit mindestens der Stufe 4	• mind. 2 Coachings zum Thema »komplexe ganzheitliche Betrachtungsweisen« (Verknüpfung Körper/Seele/Geist und Erkrankungen) • Coaching durch qualifizierte Personen, mit mindestens der Stufe 5 • Erwirbt Wissen, Patienten/Angehörige zu beraten und anzuleiten im Umgang mit pos. und neg. Gefühlen	• mind. 2 Coachings zum Thema: »Entwicklung von Kompetenzen im Umgang mit neuropsychologischen (kognitive) und sensomotorischen Ressourcen und Defiziten« • Anleitung/Coaching durch die Teilnahme an mindestens 2 Fallbesprechungen/ jährlich der MGK, AKH • Festigt das Beratungs-und Anleitungswissen in der Praxis	• Entwicklungsmöglichkeiten nach Rücksprache mit Vorgesetzten • Mindestens 3 x im Jahr eine kompetenzerhaltende Maßnahme durch die Leitung von mindestens 3 Fallbesprechungen

Kriterien, die der Mitarbeiter zu erfüllen hat.	3 Jährig Examinierte und Bachelor/unter 3-jährig Examinierte			ausschließlich für 3-jährig Examinierte und Bachelor	
	Stufe 1 Einsteiger	Stufe 2 Erfahrener Einsteiger	Stufe 3 Grundwissen	Stufe 4 Erweitertes Grundwissen	Stufe 5 Experte
Eigene Verantwortung	• Sich theoretisches Wissen & praktische Unterstützung bei kompetenten Pflegekräften (Stufe 3)/ Pflegefachleitungen/ Stationsleitungen zu holen • Kompetenzsteigerung	• Erfahrenes/Erlerntes anwenden • Kennt verschiedene Möglichkeiten/Techniken der Selbstreflektion und ihre Auswirkungen auf und die Beziehung und kann diese gemäß der Fähigkeiten anwenden • Kompetenzsteigerung	• Kann komplexe Zusammenhänge identifizieren und ggf. an einen geeigneten Gesprächspartner (Seelsorger, Arzt, Psychiater) weiterleiten • kennt verschiedene Methoden/Techniken für komplexe Zusammenhänge und kann diese gezielt einsetzen • Interdisziplinäre Zusammenarbeit • anschließender Kompetenzerhalt für unter 3-jährig Examinierte: 1 x 1 Tag Gefühlsarbeit/Beziehungsarbeit in 4 Jahren • Kompetenzsteigerung für 3-jährig Examinierte und Bachelors	• Kann herausfordernde Beziehungen/Situationen handhaben • Gibt Coaching (Stufe 1+2; GPA; KPH, Lernende, Praktikanten etc.) • Kompetenzerhalt/-steigerung	• Berät und coacht regelmäßig die Kollegen der Stufe 1–3 an • Kompetenzerhalt/-steigerung • Gegenseitiger kollegialer Austausch

Anlage 5: Qualifizierungsstufen bezogen auf das stationsinterne Coaching zur Beziehungsarbeit (▶ Kap. 9.1.1)

Qualifizierungsstufen

Coaching Beziehung, stationsintern

Name MitarbeiterIn: _____ **Station:** _____

Stufe	Datum	Thema	Unterr.-Stunde (45 Min.)	Unterschrift

Anlage 6: Qualifizierungsstufen bezogen auf Bewegung im Modell der ATP-G (Bobath-Konzept) (▶ Kap. 9.1.1)

© Bartels, Bruss, Eckardt, Eschmann

Kriterien, die der Mitarbeiter zu erfüllen hat.	unter 3-jährig Examinierte/3-jährig Examinierte und Bachelor			ausschließlich für 3-jährig Examinierte und Bachelor	Fachexperte Stufe 6: Praxisbegleiter Bobath® BIKA und Fachexperte Stufe 7: Pflegeinstruktor Bobath® BIKA (Kompetenzerhaltende Maßnahmen nach den Richtlinien der BIKA®)
	Stufe 1 Einsteiger	Stufe 2 Erfahrener Einsteiger	Stufe 3 Grundwissen	Stufe 4 Erweitertes Grundwissen	Stufe 5 Experte
Voraussetzung/ zu erwerbende Qualifikation	1-, 2- oder 3-jährig ex. Pflegekräfte, Berufsausbildung/Studium in Gesundheit- und Krankenpflege; Kinderkrankenpflege; Altenpflege	Interne 2 x 2 Tage Bobath- Tagesseminare (1 x Transfer& Sitzen und 1 x Positionierung)	Bobath- Pflegegrundkurs BIKA® (2 x 1 Woche)	Regelmäßige Wiederholung der 2 x 2 interne Bobath-Tagesseminare (Transfer/Sitzen und Positionierung), s. Fortbildungsmatrix intern	Bobath- Pflegeaufbaukurs BIKA® oder Pflegefachleitungen (ATP-G)
Entwicklungsstand (Erwartungen zu Beginn)	hat geringes Wissen und wenig praktische Erfahrungen	hat theoretische und praktische Kenntnisse	hat Kenntnisse von: • Rückengerechtem Arbeiten • Einsatz von pflegeunterstützenden Hilfsmitteln. • spezielle Handlings in Bezug auf Positionierungen und Transfer	• hat Fertigkeiten zu individueller Anpassung von komplexen Pflegehandlungen • hat Fertigkeiten zur eigenen Gesundheitsförderung. • Berät und leitet Patienten/Angehörige an	hat Fertigkeiten zu individuellen Anpassungen von herausfordernden komplexen Pflegehandlungen

**Fachexperte Stufe 6: Praxisbegleiter Bobath® BIKA und
Fachexperte Stufe 7: Pflegeinstruktor Bobath® BIKA**
(Kompetenzerhaltende Maßnahmen nach den Richtlinien der BIKA®)

Kriterien, die der Mitarbeiter zu erfüllen hat.	unter 3-jährig Examinierte/3-jährig Examinierte und Bachelor			ausschließlich für 3-jährig Examinierte und Bachelor	
	Stufe1 Einsteiger	Stufe 2 Erfahrener Einsteiger	Stufe 3 Grundwissen	Stufe 4 Erweitertes Grundwissen	Stufe 5 Experte
Ressourcen/Kenntnisse	• Vorstellung/Erfahrungen von »eigener«/»normaler« Bewegung • Wissbegierde • Ressourcen nutzen durch: • Bobath- Praxisbegleiter, Feedback von erfahrenen Pflegekräften, »Rücksprache« mit Therapeuten	• Ideen zum rückengerechtem Arbeiten • Ideen zur Transferrerleichterung von schwerer betroffenen Patienten. • Eigene Grenzen erkennen und Unterstützungsbedarf einfordern. • Grundwissen von Transfer/Positionierung im Bett und im Rollstuhl/ Erkennen und Vermeiden von Sekundärschäden.	• Kenntnisse und Grundlagen zum rückengerechten und kräftesparenden (ökonomischen) Arbeiten. • Realistische Selbsteinschätzung. • Realistische Patienteneinschätzung.	• Ressourcen werden erkannt, entwickelt und gefestigt. • Anbahnen und Aktivieren der Ressourcen von Patienten. • Kann aus einem Pool von bewegungs-bezogen Erfahrungen schöpfen. • Kann umfangreiche Kenntnisse flexibel anwenden.	• Ressourcen sind entwickelt und gefestigt. • Anbahnen und aktivieren von Ressourcen (eigene & die des Patienten). • Eigenes rückenschonendes und ökonomisches Arbeiten analysieren und evaluieren (reflektieren). • Können herausfordernde komplexe Handlungen eigenverantwortlich anwenden.
Entwicklungszeit	10 Monate (+/- 4 Monate)	6 Monate (+/- 4 Monate)	12 Monate (+/- 4 Monate)	2–3 Jahre	Keine Zeitangabe
Entwicklungsinhalte (Erwartungen zum Ende)	Grundlagen der normalen Bewegung verstehen	• Von mind. 10 Anleitungen zum Thema Transfer + Sitzen und 10 Anleitungen zum Thema Positionierung.	• Mind. 6 Anleitungen zum Thema »komplexe Handlungen«. • Anleitung durch eine qualifizierte Person, mit mind. der Stufe 5.	Entwickelt Kompetenzen im Einschätzen von neuropsychologischen (kognitiv) und sensomotorischen Einschränkungen, kann dem entsprechend pflegerisch und	Entwicklungsmöglichkeiten nach Rücksprache mit Vorgesetzten.

195

**Fachexperte Stufe 6: Praxisbegleiter Bobath® BIKA und
Fachexperte Stufe 7: Pflegeinstruktor Bobath® BIKA
(Kompetenzerhaltende Maßnahmen nach den Richtlinien der BIKA®)**

Kriterien, die der Mitarbeiter zu erfüllen hat.	unter 3-jährig Examinierte/3-jährig Examinierte und Bachelor			ausschließlich für 3-jährig Examinierte und Bachelor	
	Stufe1 Einsteiger	Stufe 2 Erfahrener Einsteiger	Stufe 3 Grundwissen	Stufe 4 Erweitertes Grundwissen	Stufe 5 Experte
		• Anleitung durch qualifizierte Personen, mit mindestens der Stufe 4.	• Erwirbt Wissen, Patienten/Angehörige zu beraten und anzuleiten.	• ressourcenorientiert Handeln.	
Eigene Verantwortung	• Sich theoretisches Wissen & praktische Unterstützung bei kompetenten Pflegekräften (Stufe 3)/Therapeuten holen • Kompetenzsteigerung	• Erfahrenes/Erlerntes anwenden • Kennt verschiedene Hilfsmittel und kann diese gemäß der fachpraktischen Fähigkeiten anwenden. • Kompetenzsteigerung.	• Kann komplexe Handlungen planen und durchführen. • Kennen der verschiedenen Hilfsmittel für komplexe Handlungen und kann diese gezielt einsetzten. • Interdisziplinäre Zusammenarbeit. • Setzt rückengerechtes und ökonomisches Arbeiten um. • Anschließender Kompetenzerhalt für unter 3-jährig Examinierte: 2 x 2 Tage Bobath in 4 Jahren. • Kompetenzsteigerung für 3-jährig Examinierte und Bachelors.	• Gibt Anleitungen (Stufe 1+2; GPA; KPH, Lernende, Praktikanten etc.). • Kompetenzerhalt/steigerung	• Mindestens alle zwei Jahre eine kompetenzerhaltende Maßnahme durch Pflegeinstruktor Bobath BIKA®. • Berät und leitet regelmäßig die Kollegen der Stufe 1–3 an. • Gegenseitiger kollegialer Austausch.

Anlage 7: Praxisbegleitbogen für ATP-G Bewegung (Bobath-Konzept) (▶ Kap. 9.1.1)

Name MitarbeiterIn:

Station:

Qu-Stufe 1 ▢ Qu-Stufe 2 ▢ Qu-Stufe 3 ▢ Qu-Stufe 4 ▢ Qu-Stufe 5 ▢

Thema	Datum	Bemerkung	Mitarbeiter	Praxisbegleiter
Normale Bewegungsaspekte				
Bewegungsübergänge auf den Rücken angepasste Rückenlage				
Bewegungsübergänge auf die Seite, sowie Positionierung auf die mehr betroffene Seite				
Bewegungsübergänge auf die Seite, sowie Positionierung auf der weniger betroffenen Seite				
Mikrolagerung				
Hochbewegen im Bett, verschiedene Variationen				

Thema	Datum	Bemerkung	Mitarbeiter	Praxisbegleiter
Handling zur Positionierung • stabiler Sitz im Bett • asymmetrischer Sitz im Bett				
Aufsetzen und Hinlegen				
Varianten des Sitzen an der Bettkante				
Angepasster Sitz im Rollstuhl, incl. Hilfsmittel z.B. Therapietisch				
Angepasster Sitz im festen Stuhl am Tisch				
Umgang mit dem hemiplegischen Arm				
Erkennen und Vermeiden von Sekundär-Schäden				
Rumpfwickel				

Thema	Datum	Bemerkung	Mitarbeiter	Praxisbegleiter
Variationen des Transfers: • Transfer über den Stand				
• Tiefer Transfer mit 1 Pflegepersonen				
• Tiefer Transfer mit 2 Pflegepersonen				
Körpergerechtes Arbeiten				
Sonstiges				

Fortbildungen:
Seminar: Transfer und Sitzen
Seminar: Bewegung und Positionierung
Bobath Grundkurs
Bobath Aufbaukurs
Bobath: Kompetenz-erhaltende-Maßnahme

Anlage 8: Pflegemaßnahmenbogen (▸ Kap. 7.1)

Legende zum Pflegemaßnahmenbogen

Im Original wird der Pflegemaßnahmenbogen in geklappter Form verwendet, so dass immer nur ein Ausschnitt in der Größe der Planette sichtbar ist. Die folgenden Erklärungen beziehen sich chronologisch auf die Nutzung des gesamten Bogens. Aus Platzgründen kann der Bogen hier nur ausschnittsweise über mehrere Seiten dargestellt werden.

In der Aufsicht des zusammengeklappten Bogens kann sich jede Pflegende an die Bedarfsgruppen und den Abkürzungen orientieren. Der lange Pflegemaßnahmenbogen ist so konzipiert, dass bei jedem Aufklappen und Umklappen, unten das Datum und der Patientenaufkleber zu sehen ist. Der Bogen umfasst einen Zeitraum von 14 Tagen. Unter jedem Pflege- und Handlungsschwerpunkt befinden sich 4 Zeilen mit Ziel, Ressource, Problem und Besonderheiten, die für die Planung und zur Evaluation der Ziele zu nutzen sind. Vertikal sind mit Begrifflichkeiten der Bedarfsgruppen, kombiniert mit weiteren Detailangaben, eine gute Dokumentation möglich, ohne viel Schreiben zu müssen. Das individuelle Handling zum Patienten ist gegeben. Es gibt horizontal zusätzlich freie Zeilen, um Eintragungen zu tätigen.

- Obere drei Zeilen: Anzukreuzen ist hier Komplex OPS 8-550 und PKMS-E Formblatt, das über die Stationskommunikation ausschließlich für die betroffenen Patienten extra auszudrucken ist und parallel als Dokument genutzt wird. Daneben sind in der obersten Reihe die Schichten aufgeführt. Direkt darunter sind pro Schicht die ATP-G-Interventionen zu Kürzeln oder per Kreuzchen nur zu markieren, weil in der darunterliegenden Zeile das Schichthandzeichen zu setzen ist. Der MDK prüft sehr genau, ob die Intervention aktivierend-therapeutisch oder passiv durchgeführt wurde. Aufmerksam machen möchte ich hier nochmals darauf, dass ATP-G nicht ausschließlich in den Interventionen zu finden ist, sondern auch in den Ruhephasen des Patienten und in unserer Haltung, die wir dem Patienten gegenüber haben.
- Dann folgt der erste Handlungs- und Pflegeschwerpunkt: Aspekte der Beziehungsarbeit mit den zugeordneten AEDLs in Anlehnung an das Pflegemodell von Monika Krohwinkel (▸ Kap. 5.1; ▸ Tab. 5.1, Zuordnung der AEDLs den drei Handlungs- und Pflegeschwerpunkten) sowie
- Die Bewegung mit seinen Unterpunkten inkl. eines übergeordneten Blocks zum Ankreuzen.
- Die Selbstversorgung – sich waschen, pflegen, kleiden – ist zusammen in einem Unterpunkt aufgeführt. So kann eine Doppeldokumentation vermieden werden.
- Abschließend folgt Sonstiges mit zwei Unterpunkten – Vitale Funktionen und die Prophylaxen/Behandlungspflege. Die Möglichkeit hier besondere Hygienemaßnahmen zu dokumentieren, hat sich bewährt.

Nutzungsrechte ©

☐ Komplex OPS 8-550
☐ PKMS-E-Formblatt | ATP-G

| | F | S | N | F | S | N | F | S | N | F | S | N | F | S | N | F | S | N | F | S | N | F | S | N | F | S | N | F | S | N | F | S | N |

1. Aspekte der Beziehungsarbeit

_____ . Woche _____ . Woche

Ziel

Problem

Ressource

Besonderheiten

1.1 Für eine sichere Umgebung sorgen — Bedarfsgruppe: _____ S-PPR: _____ Bedarfsgruppe: _____ S-PPR: _____

Teil-Bettgitter 1 Seite ☐ tags ☐ nachts
Teil-Bettgitter 2 Seiten ☐ tags ☐ nachts
Plexiglaseinsatz ☐ tags ☐ nachts
☐ Fixierungsprotokoll
„Hinläufer" ☐ beaufsichtigen ☐ ins Zimmer zurückführen
☐ Foto für Empfang und Station hinterlegen
☐ kontinuierliche Strukturvorgabe und Begleitung im Alltag
Sturzprophylaxe ☐ Niedrigstflurbett
Klingelmatte ☐ tags ☐ nachts
☐ „Walker" ☐ Matratzenpflege
Kontrollgänge ☐ tags ☐ nachts
☐ Fenster und Türen sichern

1.2 Soziale Bereiche des Lebens sichern

Patienten ☐ Anleitung ☐ Beratung
Zugehörige ☐ Anleitung ☐ Beratung
Kontakt vermittelt ☐ Besuchsdienst
☐ Demenzberatung ☐ Seelsorge ☐ familiale Pflege

1.3 Sich als Mann bzw. Frau fühlen

1.4 Mit existenziellen Erfahrungen des Lebens umgehen

☐ Gesprächsbereitschaft signalisieren
☐ begleitendes Gespräch in Krisensituationen
☐ Pflege bei Schmerz
☐ tägl. Schmerzerfassung

1.5 Kommunizieren

☐ Umgang mit sprachgestörten Patienten
☐ Kommunikationshilfen einsetzen
Hörgerät ☐ rechts ☐ links ☐ PP
Brille ☐ ganztags ☐ Lesen ☐ Visusmind.

2. Bewegung

		. Woche		. Woche	
Ziel					
Problem					
Ressource					
Besonderheiten					
		Bedarfsgruppe:	S-PPR:	Bedarfsgruppe:	S-PPR:

2.1 Übergeordnetes

□ Aufforderung/Motivation zur Bewegung

Handschiene □ tags □ nachts □ re. □ li.
Fußwickel □ tags □ nachts □ re. □ li.
□ Prothese □ Liner □ Gilchrist
□ Rumpfwickel
□ Teilbelastung lt. AVO
□ Mobilitätsplan □ M. Parkinson-Protokoll
□ Luxationsprophylaxe bei TEP □ 2 PP

2.2 Aufsetzen / Hinlegen

□ geringf. □ tlw. □ umfangreich □ überwiegend □ 2 PP

2.3 Transfer

□ geringf. □ tlw. □ umfangreich □ überwiegend □ 2 PP
über den Stand □ re. □ li.
tief über □ re. □ li. Seite
□ mit seitl. Hilfe □ mit Orientierung von vorne / seitlich

2.4 Stehen / Gehen

□ geringf. □ tlw. □ umfangreich □ überwiegend □ 2 PP
□ Rollator □ hoher Gehwagen
□ UAGST □ Gehstock □

2.5 Positionieren

□ geringf. □ tlw. □ umfangreich □ überwiegend □ 2 PP
□ Mikrolagerung
□ im festen Stuhl am Tisch
□ im Rollstuhl □ mit Rollstuhltisch
□ stabiler Sitz im Bett
□ asymmetrischer Sitz im Bett
□ an der Bettkante
□ angepasste Seitenlage im Bett
□ angepasste Rückenlage im Bett

203

3. Selbstversorgung

Ziel

Problem

Ressource

Besonderheiten

						Woche							Woche
			Bedarfsgruppe:		S-PPR:				Bedarfsgruppe:		S-PPR:		

3.1 Sich waschen / pflegen / kleiden

□ geringf. □ tlw. □ umfangreich □ überwiegend □ Strukturvorgabe □ 2 PP

□ Aufforderung / Motivation

Training □ waschen □ anziehen □ auszieh en

Waschutensilien bereitstellen □ am WB □ am Bett

Teilkörperpflege □ Rücken waschen

□ Füße waschen

Oberkörper □ im stabilen Sitz im Bett □ am WB

Unterkörper □ im Bett □ am WB

Ganzkörperpflege □ 2 PP

□ im Bett

□ in Seitenlage □ re. □ li.

□ an der Bettkante

Rasur □ Rasierutensilien vorbereiten

Haarpflege

□ Haare waschen □ 2 PP

Duschen

□ geringf. □ tlw. □ umfangreich □ überwiegend □ 2 PP

Ankleiden / Auskleiden □ OK □ UK □ 2 PP

□ geringf. □ tlw. □ umfangreich □ überwiegend □ 2 PP

Mundpflege □ Mundpflegeset

□ Vorbereitung □ einfach □ speziell

Zahnprothesenpflege □ oben □ unten

204

3.2 Essen und Trinken

☐ geringf. ☐ tlw. ☐ umfangreich ☐ überwiegend ☐ 2 PP

Aufforderung / Motivation ☐ zum Trinken
☐ zur Nahrungsaufnahme

Hilfsmittel _____

☐ nur Vorbereitung ☐ Anleitung

☐ Führung bei der Nahrungsaufnahme

Anreichen ☐ Getränke
☐ Nahrung ☐ bei Schluckstörungen

☐ Getränke andicken ☐ Tabletten mörsern

Ernährung über ☐ PEG ☐ nasogastrale Sonde

☐ Lagekontrolle per Stethoskop vor Sondengabe

☐ mit Pumpe

☐ Bolusgabe

☐ Pflege nasogastrale Sonde

☐ Einfuhrprotokoll

☐ Ernährungsprotokoll

Tablettengabe ☐ Aufsicht ☐ Sonde ☐ Zeitvorgabe

3.3 Ausscheiden

☐ geringf. ☐ tlw. ☐ umfangreich ☐ überwiegend ☐ 2 PP

Aufforderung / Motivation

Toilettengang ☐ tags ☐ nachts

Toilettenstuhl ☐ tags ☐ nachts

Steckbecken ☐ tags ☐ nachts

Urinflasche ☐ tags ☐ nachts

Urinalkondom ☐ tags ☐ nachts

Pflege bei ☐ Harninkont. ☐ Stuhlinkont. ☐ 2 PP

Inkontinenzmaterial ☐ tags
☐ nachts

Blasenverweilkatheter / Suprapubischer Katheter

☐ Pflege nach Standard

☐ Wechsel

☐ Miktion über Katheterventil

☐ Miktionsprotokoll

☐ Ausfuhrprotokoll

☐ Obstipationsprophylaxe ☐ Stuhlmanagement

☐ Stomaversorgung ☐ 2 PP

☐ Basisplattenwechsel

☐ Stomabeutel wechseln

☐ Stomabeutel leeren

☐ Pflege bei Erbrechen

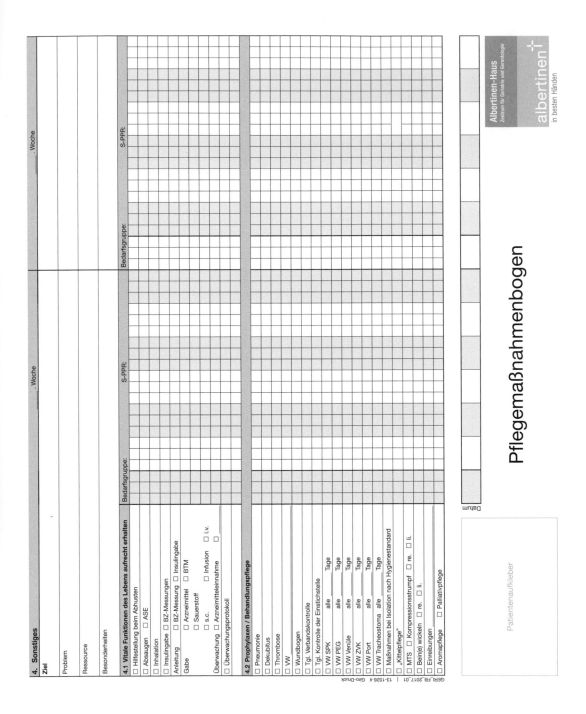

Stichwortverzeichnis

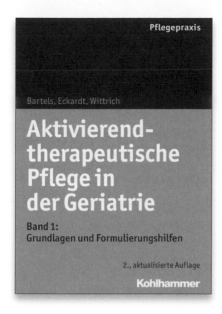

Friedhilde Bartels/
Claudia Eckardt/
Anke Wittrich

Aktivierend-therapeutische Pflege in der Geriatrie

Band 1: Grundlagen und
Formulierungshilfen

2., aktualisierte Auflage 2019
62 Seiten, 14 Tab. Kart.
€ 25,–
ISBN 978-3-17-035008-3

auch als
EBOOK

Aktivierend-therapeutische Pflege in der Geriatrie (ATP-G) wird bei älteren Menschen mit Unterstützungs- und Pflegebedarf sowie (Früh-) Rehabilitationsbedarf durchgeführt und geht über die Grund- und Behandlungspflege hinaus. Sie hat das Ziel, dass Betroffene die individuell optimal erreichbare Mobilität, Selbstständigkeit und Teilhabe, wie diese vor der aktuellen Verschlechterung bestanden haben, wieder erreichen. ATP-G wurde auf der Grundlage des Bobath-Konzepts entwickelt, da sich u. a. Pflege- und Therapieinterventionen ergänzen und in dem individuellen „Lernprozess" des Patienten aufeinander abzustimmen sind. Das setzt voraus, dass die Mitarbeiter aller Berufsgruppen des interdisziplinären Teams über den gleichen Wissensstand verfügen und demnach auch die gleiche Fachsprache sprechen.
Für einen effizienten und effektiven Therapieerfolg des Patienten sind gemeinsam vereinbarte Ziele die Voraussetzung für eine wertschätzende Umgangskultur im Sinne der Beziehungsarbeit der ATP-G. Band 1 beinhaltet die Grundlagen der ATP-G sowie Formulierungshilfen für die Dokumentation.

W. Kohlhammer GmbH
70549 Stuttgart

Kohlhammer

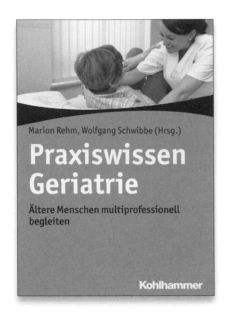